生物学方法技术检测探索与应用

李桂银　李冬　蒋薇薇　著

辽宁大学出版社
Liaoning University Press ｜ 沈阳

图书在版编目（CIP）数据

生物学方法技术检测探索与应用/李桂银，李冬，蒋薇薇著. --沈阳：辽宁大学出版社，2024.12.

ISBN 978-7-5698-1886-4

Ⅰ.R446.1

中国国家版本馆 CIP 数据核字第 2024NV0654 号

生物学方法技术检测探索与应用
SHENGWUXUE FANGFA JISHU JIANCE TANSUO YU YINGYONG

出 版 者：	辽宁大学出版社有限责任公司
	（地址：沈阳市皇姑区崇山中路 66 号　　邮政编码：110036）
印 刷 者：	沈阳市第二市政建设工程公司印刷厂
发 行 者：	辽宁大学出版社有限责任公司
幅面尺寸：	170mm×240mm
印　　张：	11.75
字　　数：	220 千字
出版时间：	2024 年 12 月第 1 版
印刷时间：	2025 年 1 月第 1 次印刷
责任编辑：	郭　玲
封面设计：	高梦琦
责任校对：	冯　蕾

书　　号：	ISBN 978-7-5698-1886-4
定　　价：	88.00 元

联系电话：024-86864613
邮购热线：024-86830665
网　　址：http://press.lnu.edu.cn

前　　言

　　生物学作为一门基础学科，其研究领域已经渗透到人类生活的方方面面。随着科学技术的飞速发展，生物学方法技术在生物检测、疾病诊断、环境保护、农业发展等多个领域发挥着越来越重要的作用。这些技术不仅极大地推动了科学研究的进步，也带来了深远的社会效益和经济意义。首先，生物学方法技术在医疗健康领域具有不可替代的地位。通过精确的生物检测技术，医生能够更早地发现疾病，为患者提供更为精准的治疗方案。这不仅提高了治疗的成功率，也降低了医疗成本，减轻了患者的经济负担。此外，生物学方法技术在新药研发中的应用，为治疗一些传统医学难以治疗的疾病提供了新的希望。其次，在农业领域，生物学方法技术的应用提高了作物的产量和质量。通过基因编辑等技术，科学家能够培育出抗病虫害、适应性强的作物品种，从而减少农药的使用，保障食品安全，提高经济效益。

　　本书全面介绍了免疫学、病原学、电泳、细胞生物学、生物酶、生物传感器以及分子生物学等多领域的检测技术。书中详细阐述了免疫沉淀、免疫印迹、酶联免疫、琼脂糖凝胶电泳、蛋白质双向电泳、细胞培养、显微观察、染色体分析、流式细胞术等关键技术的原理与应用。同时，探讨了这些技术在食品安全检测、有害微生物检测、农药残留分析、转基因食品和动物性食品兽药残留检测中的重要作用。本书旨在为生物学研究者和相关领域的专业人士提供一个全面、系统的技术参考，以促进生物检测技术的发展和应用，保障食品安全，推动生物科学的进步。

在本书的写作过程中，作者深感自己的责任重大。尽管作者尽力收集和整理了大量资料，但由于时间和能力的限制，书中可能仍存在不足之处。在此衷心希望读者能够提出宝贵的意见和建议，以便作者能够不断改进和完善。

作　者

2024 年 10 月

目 录

第一章 免疫学及病原学检测技术 ……………………………………… 1

第一节　免疫沉淀技术 ……………………………………………… 1
第二节　免疫印迹与酶联免疫检测技术 …………………………… 10
第三节　病原学检测技术 …………………………………………… 20

第二章 电泳检测技术 …………………………………………………… 53

第一节　琼脂糖凝胶与聚丙烯酰胺凝胶电泳 ……………………… 53
第二节　蛋白质双向电泳、纸电泳和毛细管电泳 ………………… 58

第三章 细胞生物学检测技术 …………………………………………… 72

第一节　细胞培养与显微观察技术 ………………………………… 72
第二节　常见细胞检测技术 ………………………………………… 87
第三节　染色体的核型、分带与流式细胞技术 …………………… 94

第四章 其他生物检测技术 ……………………………………………… 102

第一节　生物酶检测技术 …………………………………………… 102
第二节　生物传感器技术 …………………………………………… 105

第五章 分子生物学检测技术及其应用 ……… 112

第一节 分子生物学检验基础 ……… 112
第二节 核酸分子杂交与生物芯片技术 ……… 135
第三节 现代分子生物学技术在食品安全检测中的应用 ……… 152

第六章 生物检测技术在食品检验中的应用 ……… 158

第一节 生物检测技术对食品有害微生物和农药残留的检测 ……… 158
第二节 生物检测技术对食品成分和品质的检测 ……… 166
第三节 生物检测技术对转基因食品和动物性食品兽药残留的检测 ……… 170

参考文献 ……… 177

第一章 免疫学及病原学检测技术

第一节 免疫沉淀技术

免疫学检测技术是一门应用免疫学的基本原理和基本方法来检测各种物品（如食品、生物制品、药品等）中的目的物质（抗原）以监控物品质量、检测机体的免疫功能、诊断某些疾病的体外免疫检测方法。近年来免疫检测技术已在传统的方法上进行了改进，已发展为载体微球、电泳技术、标记技术、单克隆抗体技术、组织化学技术以及化学发光免疫分析技术等。在实际应用方面，由于任何化合物，只要能得到其相应的抗体，就可用免疫学技术进行检测。因此，免疫检测技术实际上已成为一种微量化学分析方法，其不仅能够辅助诊断传染病以及各种免疫性疾病，还能够对病原体以外的微量蛋白、激素、药物等物质进行灵敏而特异的检测。目前各种免疫检测技术已成为各级医疗卫生机构、医药科研机构、农业、工业及边防检疫等各领域广为采用的重要技术手段。

一、免疫学检测基本原理

免疫学检测技术的基础是抗原抗体反应。早期建立的免疫学检测技术通常直接用抗原抗体反应产生的现象判断实验结果，这些现象包括颗粒性抗原所形成的凝集现象、可溶性抗原所形成的沉淀现象、补体系统参与的溶血现象等。以后发展起来的标记免疫技术则是用高度敏感的示踪物质（如荧光物质、放射性核素、酶或化学发光物质等）标记抗原或抗体，进行抗原抗体反应后，通过检测标记物对抗原或抗体进行定性、定位或定量分析。标记免疫技术具有灵敏度高、快速、可定性、定量、定位等优点，拓宽了免疫学检测技术的应用范围，是目前应用最广泛的免疫学检测技术。标记免疫技术按检测现象不同可分为放射免疫技术、荧光免疫技术、酶免疫技术、化学发光免疫技术和免疫金技术等。

(一) 抗原抗体之间特异性结合

抗原抗体反应是依据抗原与抗体在体内外均能特异性结合，体外形成的抗原抗体复合物在环境因素（如电解质、pH、温度、补体）的影响下，可形成肉眼可见的反应现象而设计的。其与抗原抗体的亲和性及分子间的几种作用力有关。

1. 抗原抗体的互补性与亲和性

抗原与抗体特异性结合是基于抗原决定簇（亦称抗原表位）和抗体超变区分子间具有互补性与亲和性之上。这两种特性是由抗原、抗体分子的空间构型决定的。互补性是指抗原表位的空间结构与抗体分子超变区抗原结合点的空间结构（槽沟）是相互吻合的，如同钥匙与锁的关系。互补性是抗原、抗体反应的基础。亲和性则是指抗体分子上一个抗原结合点与对应的抗原表位之间相互适应而存在的引力，它是抗原、抗体之间固有的结合力。

2. 抗原抗体的结合力

抗原抗体的特异性结合只是分子表面的非共价键结合，这种弱的结合力不仅与亲和力有关，还涉及下列四种分子间作用力。

(1) 疏水作用力

在水溶液中两个疏水基团相互接触，由于对分子排斥而趋向聚集所产生的力称为疏水作用力。抗原、抗体分子侧链上的非极性氨基酸（如亮氨酸、缬氨酸和苯丙氨酸）在水溶液中与水分子间不形成氢键，是静电引力形成的亲水层。当抗原表位与抗体结合点靠近时，相互间正、负极性消失，亲水层也立即失去，排斥了二者之间的水分子，从而促进两者相互结合。疏水作用力是维系抗原抗体结合最大的作用力，占总结合力的50%，对于抗原、抗体的结合是很重要的。

(2) 电荷引力（库仑引力或静电引力）

电荷引力是抗原抗体分子带有相反电荷的氨基与羧基基团之间相互吸引的力，又称库仑引力或静电引力。例如抗原、抗体电离后，抗体分子上带碱性氨基酸（如赖氨酸）阳离子化的游离氨基（—NH_3^+），可与抗原分子上带酸性氨基酸（如天冬氨酸）阴离子化的游离羧基（—COO^-）产生静电引力，两者相互吸引，可促进结合。这种引力的大小与两电荷间距离的平方成反比。两个电荷越接近，静电引力越强。反之，这种引力便很微弱。

(3) 范德华力

抗原和抗体相互接近时，由于分子的极化作用而出现的吸引力。实际上也是电荷引起的引力，但能量小于静电引力。范德华力由于抗原与抗体相互接近时，两个不同大分子外层轨道上电子之间相互作用，使得两者电子云中的偶极摆动而产生吸引力,促使抗原抗体相互结合。

(4) 氢键结合力

氢键是由分子中的氢原子和电负性大的原子如氮、氧等相互吸引而形成的。当具有亲水基团(例如—OH,—NH$_2$及—COOH)的抗体与相对应的抗原彼此接近时,可形成氢键桥梁,使抗原与抗体相互结合。氢键结合力较范德华力强,并更具有特异性,因为它需要有供氢体和受氢体才能实现氢键结合。

3. 亲水胶体转化为疏水胶体

抗体是球蛋白,大多数抗原亦为蛋白质,它们溶解在水中皆为胶体溶液,不会发生自然沉淀。这种亲水胶体的形成机制是因蛋白质含有大量的氨基和羧基残基,这些残基在溶液中带有电荷。如在pH7.4时,某蛋白质带负电荷,其周围出现极化的水分子和阳离子,这样就形成了水化层,再加上电荷的相斥,就保证了蛋白质不会自行聚合而产生沉淀。

抗原抗体的结合使电荷减少或消失,蛋白质由亲水胶体转化为疏水胶体。此时,如再加入电解质,如NaCl,可进一步使疏水胶体物相互靠拢,形成可见的抗原、抗体复合物。

(二) 抗原、抗体反应的特点

1. 特异性

由于抗原表位、抗体超变区之间在化学结构和空间构型上呈互补关系,所以抗原与抗体的结合具有高度的特异性。例如白喉抗毒素只能与相应的外毒素结合,而不能与破伤风外毒素结合。因此,在抗原抗体反应的实验中,可用已知抗原或抗体测定未知抗体或抗原。但较大分子的蛋白质常含有多种抗原表位。如果两种不同的抗原分子上有相同或相似的抗原表位,或抗原、抗体间构型部分相同,皆可出现交叉反应。如变形杆菌与立克次体之间有共同的抗原表位,故斑疹伤寒病人血清中的抗体可与OX$_{19}$变形杆菌结合,使之凝集。交叉反应现象在抗原抗体反应实验中具有两面性。为确保实验的准确性,常需鉴定和提纯用于抗原抗体反应的抗原或抗体制剂,以避免非特异性凝集。

2. 比例性

因为天然抗原是多价的,抗体一般是二价或二价以上的,在抗原、抗体特异性反应时,二者结合就存在一个比例关系问题,所以生成结合物的量与反应物的浓度有关。比例性是指抗原与抗体发生可见复合物反应时,生成结合物的量与反应物(抗原和抗体)浓度的关系。只有在二者分子比例适当时,其结合价相互饱和,联结成巨大网络状聚集物,才形成可见复合物。以沉淀反应为例,若向一排试管中加入一定量的抗体,然后依次向各管中加入递增量的相应可溶性抗原,根据所形成的沉淀物及抗原、抗体的比例关系可绘制出反应曲线。

在等价带中有一管反应最快，沉淀物形成最多，上清液中几乎无游离抗原或抗体存在，表明抗原与抗体浓度的比例最为合适。通常把最迅速出现可见反应时抗原抗体的浓度比或量比，称为最适比或称等价点。在同一抗原抗体反应体系中，无论抗原和抗体浓度如何变化，其反应的最适比始终恒定不变。由此，设计出抗原、抗体反应的半定量实验。当已知成分（抗原或抗体）一定时，为了达到抗原、抗体反应的最适比，需要对待测标本中对应物（抗体或抗原）进行适当稀释。对应物浓度大（含量多），稀释倍数高；反之，稀释倍数低。可以通过观察待测标本的稀释倍数判断标本中待测物的含量是否超标。通常用效价或滴度表示待测物的含量。效价是指抗原（或抗体）与一定含量的对应物产生明显可见反应所需的最小量。

3. 可逆性

抗原、抗体反应是分子间表面结合，且遵循生物大分子热动力学反应原则。抗原、抗体复合物解离取决于两方面的因素，一是抗体对相应抗原的亲和力；二是环境因素对复合物的影响。高亲和性抗体的抗原结合点与抗原表位的空间构型上非常适合，两者结合牢固，不容易解离。反之，低亲和性抗体与抗原形成的复合物较易解离。解离后的抗原或抗体均能保持未结合前的结构、活性及特异性。在环境因素中，凡是减弱或消除抗原抗体亲和力的因素都会使逆向反应加快，复合物解离增加。如 pH 改变，过高或过低的 pH 均可破坏离子间电荷，静电引力消失。对亲和力本身较弱的反应体系而言，仅增加离子强度即可达到解离抗原抗体复合物的目的；增加温度可增加分子间的热动能，加速已结合的复合物的解离，但由于温度变化易致蛋白变性，所以实际工作中极少应用。改变 pH 和离子强度是最常用的促解离方法，免疫技术中的亲和层析就是以此为根据纯化抗原或抗体。

4. 阶段性

抗原、抗体反应可以人为地分为两个阶段：第一阶段是抗原抗体特异性结合阶段，即两分子间结构互补与亲和阶段；第二阶段为可见反应阶段，是促使两分子间紧密接触的阶段。特异性结合阶段反应快，仅需几秒至几分钟，但不出现可见反应；可见反应阶段反应慢，往往需要数分钟至数小时才能完成，抗原抗体复合物在环境因素（如电解质、pH、温度、补体）的影响下，进一步交联和聚集，表现为凝集、沉淀、溶解等肉眼可见的反应现象。实际上两个阶段难以严格区分，而且两阶段的反应所需时间亦受多种因素和反应条件的影响，若反应开始时抗原、抗体浓度较大且两者比较适合，则很快能形成可见反应。

(三) 影响抗原、抗体反应的因素

1. 反应物自身因素

(1) 抗原

抗原的理化性状、抗原决定簇的数目和种类均可影响抗原抗体反应结果。例如，可溶性抗原与相应抗体反应出现沉淀，而颗粒性抗原与相应抗体反应则出现凝集；单价抗原与抗体结合不出现可见反应。

(2) 抗体

抗体是抗原、抗体反应中的关键因素，对反应的影响表现在以下四个方面：

①来源。来自不同动物的免疫血清，其反应性有差异。家兔等大多数小型动物（如豚鼠、大白鼠）的免疫血清，即 R 型抗体（rabbit type，兔型），具有较宽的等价带，通常在抗原过量时才易出现可溶性免疫复合物；马等大型动物（如驴、人）的免疫血清，即 H 型抗体（horse type，马型），等价带较窄，少量的抗原或抗体过剩，均可形成可溶性免疫复合物。

②特异性与亲和力。特异性与亲和力是影响血清学反应的两个关键因素，它们共同影响实验结果的准确程度。因此，用于诊断的试剂必须尽量选用特异性高、亲和力强的抗体，才能保证和提高实验结果的可靠性。一般而言，R 型抗体亲和力高，与抗原结合后不易再解离；H 型抗体亲和力弱，抗原抗体结合后极易再解离。免疫动物早期获得的抗血清特异性较好，但亲和力低；后期获得的抗血清一般亲和力较高，但长期免疫易使免疫血清中抗体的类型和反应性变得更为复杂。

③抗原结合价。抗原抗体特异性结合后，二者比例适当时，多价和双价抗体形成可见反应，且多价型抗体（如 IgM）比双价型抗体（如 IgG）结合牢固；单价抗体则不出现可见反应，称为不完全抗体。如红细胞表面的 Rh 抗原刺激机体产生的 IgG，与红细胞结合后不出现直接凝集。

④浓度。合适的浓度能使抗原抗体达到反应的最适化，才出现明显的反应现象。抗体的浓度往往是与抗原相对而言的。因此许多实验应进行抗体预滴定，找出最适反应浓度。

2. 外界环境

(1) 电解质

抗原与抗体发生特异性结合后，虽由亲水胶体变为疏水胶体，若溶液中无电解质参加，仍不出现可见反应。为了促使沉淀物或凝集物的形成，常用 8.5g/L（0.85%）氯化钠或各种缓冲液作为抗原及抗体的稀释液。由于氯化钠在水溶液中解离成 Na^+ 和 Cl^- 可分别中和胶体粒子上的电荷，使胶体粒子的电势下降。当电势降至临界电势（12～15mV）以下时，则能促使抗原抗体复合物从溶液中析出，形成可见的沉淀物或凝集物。

(2) 酸碱度

与抗原抗体的等电点有关。抗原抗体反应一般在 pH 为 6～8 范围内进行。pH 过高或过低都将影响抗原与抗体的理化性质。例如 pH 达到或接近抗原的等电点时，即使无相应抗体存在，也会引起颗粒性抗原非特异性的凝集，造成假阳性反应。

二、免疫沉淀技术概述

沉淀反应是指可溶性抗原与相应抗体在适当条件下发生结合而出现沉淀的现象。根据沉淀反应介质和检测方法不同，将其分为液相内沉淀试验，凝胶内沉淀试验和凝胶免疫电泳技术三大基本类型。但这些试验结果通过染色凭肉眼观察结果以致灵敏度较低。根据沉淀反应中抗原抗体结合使反应系统透光度发生改变，据此建立了以测定透光度为特征的多种免疫浊度法。现代免疫技术（各种标记免疫技术）多是在沉淀反应的基础上建立起来的，因此沉淀反应是免疫学方法的核心技术。

(一) 液相内沉淀试验

液相内沉淀试验是指以含盐缓冲液为反应介质的抗原抗体特异性结合的沉淀试验。根据实验方法不同所形成的免疫复合物呈现的沉淀现象不一。将液相内沉淀试验分为 3 类：

1. 絮状沉淀试验

絮状沉淀试验是一项经典实验技术。基本原理：在适当条件下，可溶性抗原、抗体在液相中发生特异性结合，形成肉眼可见的絮状沉淀物。技术要点如下：抗原稀释法：将可溶性抗原做一系列倍比稀释后，每管加入恒定浓度的等量抗血清，混匀，置 37℃ 孵育直至肉眼可见沉淀物出现。沉淀物的形成量随抗原量的变化而不同，以出现沉淀物最多的最高稀释管为抗原最适比例管。抗体稀释法：将抗体做一系列倍比稀释，与恒定浓度的抗原等量混合反应，以出现沉淀物最多的最高稀释管为抗体的最适比例管。棋盘滴定法：又称方阵滴定法。将抗原和抗体进行一系列倍比稀释后，取不同稀释度的抗原抗体等量混合，可一次找出抗原—抗体反应的最适比例。此方法操作简单，设备要求低。但受抗原—抗体比例的影响非常明显，因而常用来作为测定抗原—抗体反应最适比例的方法。

2. 环状沉淀试验

该试验是经典的血清学定性试验之一。主要用于鉴定微量抗原如鉴定血迹，诊断炭疽。原理是将抗原溶液叠加在细小玻管中抗体溶液上面，因抗血清蛋白浓度高，相对密度大，在两液交界的清晰界面上形成白色沉淀环为阳性反应。

3. 免疫浊度试验

经典的免疫沉淀试验是抗原和相应抗体在反应终点时判定结果，方法学上存在费时、繁琐、敏感度低（10～100mg/L）、难以自动化等缺陷，20世纪70年代出现了微量免疫浊度试验，即透射比浊法、散射比浊法和免疫胶乳浊度法，借助多种自动化分析仪器来完成临床体液蛋白的检测。

（1）透射比浊法

可溶性抗原与抗体，在一定缓冲液中形成的复合物，经一定时间后聚合出现浊度，导致入射光在透过反应液时，由于溶液内复合物粒子对光线的反射和吸收，引起透射光减少，其光量减少的程度与复合物的含量成正比，可用吸光度表示。当抗体量固定时，与待测抗原量成正比。用比浊仪测定，已知浓度的标准参考品建立标准曲线，可测出待检抗原含量。

受检标本的稀释倍数影响检测结果，稀释倍数主要依据吸光度的敏感范围而定。须注意的是，稀释倍数太低时，抗原过剩，抗血清量不足，不能形成足够的浊度，甚至复合物分解等导致结果假性偏低。标本应清晰、避免浑浊、脂蛋白的小颗粒可使测定值假性升高。

该法敏感度高于单向琼脂扩散5～10倍，同时，该方法的批内、批间重复性较好，操作简便，可全自动化或半自动化分析。反应时间较长，抗原或抗体量过剩时易出现可溶性复合物，造成测定误差。在临床上，主要应用于测定免疫球蛋白、C-反应蛋白、尿微量白蛋白、转铁蛋白等多种抗原抗体。但因其灵敏度不够高，目前有被散射比浊法取代的趋势。

（2）散射比浊法

散射比浊法分为终点射散比浊法和速率散射比浊法。终点散射比浊法实质上是透射比浊法的一种改良，原理是在抗原抗体反应基础上达到平衡时测定复合物的量。速率散射比浊法：所谓速率是指抗原抗体结合反应在每一单位时间内的速度，连续测定各单位时间的反应速度即为动态观察。速率法是测定最大反应速率，以后复合物产生的速率又逐渐下降，其峰值的高低与抗原的含量成正比，因此只要捕捉峰值，经数据处理即可得到抗原的浓度，峰值的出现通常在10～45s，因此检测速度明显加快。

（3）免疫胶乳浊度法

在上述比浊法中，少量的小的抗原抗体复合物极难形成浊度，为解决快速反应及微量化的要求，发展了免疫胶乳浊度法。选择一种大小适中、均匀一致的胶乳颗粒，使其吸附特异性抗体，制成具有免疫活性的免疫微球，当微球与相应抗原发生免疫反应后，不溶性抗原抗体复合物快速在胶乳表面形成，单个胶乳颗粒在入射光波长之内，光线可透过，当两个胶乳凝聚时，则使透过光减少。免疫微球凝聚的程度为被测物浓度的函数，由此可测出标本中被测物含量。该法精确度和灵敏度都达到了放射免疫测定法要求。其操作简便，稳定性好，试剂低廉，且所用仪器可与普通分光光度计、自动生化分析仪通用。

（二）凝胶内沉淀试验

凝胶内沉淀试验主要是指琼脂糖扩散或称为凝胶扩散。常用的凝胶有琼脂、琼脂糖、葡聚糖或聚丙烯酰胺凝胶。根据抗原与抗体反应的方式和特性，可将凝胶内沉淀试验分为：单向琼脂扩散试验；双向琼脂扩散试验。

1. 单向琼脂扩散试验

原理：将定量抗体混匀在琼脂凝胶中，继加待测的抗原溶液使其单独在凝胶中扩散，在抗原抗体相遇比例合适的部位，两者结合形成沉淀环，沉淀环大小与抗原的浓度成正相关。

技术要点：将抗体和0.9%琼脂糖50～56℃混合，即刻倾注成平板。待凝固后在琼脂板上打孔，孔中加入已稀释的抗原液和不同浓度的抗原标准品，37℃，24～48h，让其自由扩散，孔周围出现沉淀环，沉淀环的直径与待测标本内含量相关。

本法稳定、简便，不需仪器设备，重复性和线性较好。但本法灵敏度较差，约为1.25mg/L。单向琼脂扩散试验有时可出现双重沉淀环现象，可能是抗原组分不纯或由于抗原性相同但扩散率不同的两个组分所致。单向琼脂扩散试验过去被广泛用于各种免疫球蛋白和补体等的定量测定。但由于该法灵敏度低、影响因素多、反应时间长等不足，现临床已不再推荐使用该法来进行定量测定。

2. 双向琼脂扩散试验

原理：将抗原和抗体溶液分别放在凝胶不同的对应孔中，让两者均在凝胶中自由扩散，当抗原与抗体相遇，在比例合适时形成可见的白色沉淀线。

技术要点：先在平板玻璃上倾注一均匀的凝胶薄层，打制2～3mm的小孔，分别加入抗原或抗体。温育1～2d，可出现不同沉淀线。

该法操作简便，无特殊设备，特异性高，结果可靠。但该法灵敏度较低，结果出现晚，不能精确定量，目前临床上已逐渐被其他技术替代。

（三）凝胶免疫电泳技术

凝胶免疫电泳技术是电泳分析与沉淀反应的结合产物。该技术有以下优点：一是加快了沉淀反应的速度；二是电场规定了抗原抗体的扩散方向，提高了灵敏度；三是可将某些蛋白质组分根据其带电荷的不同而将其分开后再与抗体反应，使该技术更为微量化、多样化。免疫电泳技术现已发展为包括免疫电泳、对流免疫电泳、火箭免疫电泳、免疫固定电泳等的综合技术手段。

1. 免疫电泳（immunoelectrophoresis，IEP）

原理：先用区带电泳技术将蛋白质抗原按其所带电荷，分子质量和构型不同，在凝胶中电泳分成不同区带，然后与电泳方向平行，挖一条型槽，加入相应抗血清，置室温或37℃，使抗原和抗体呈双相扩散而在相应位置上形成肉眼可见的弧形沉淀线，根据沉淀弧的数量、位置和形态，可分析样品中所含抗原成分及性质。

技术要点：取洁净载玻片，浇注融化的琼脂凝胶，凝固后打孔挖槽。用微量加样器加待检标本或正常血清对照于孔内。电泳条件以电压4～6V/cm或电流2～3mA/cm为宜，电泳1.5～2h。电泳完毕后，用毛细滴管在槽内加入含相应抗原的混合抗原，孵育，使抗原抗体双相扩散，形成沉淀线。观察沉淀线的数目、形状和位置。经漂洗、干燥、染色、脱色等步骤制作染色标本，可长期保存。

该技术操作简单、样品用量少、特异性高、分辨率高。但是由于其影响因素较多，影响其敏感度。免疫电泳为定性试验，目前主要应用于纯化抗原和抗体成分的分析及血清免疫球蛋白成分的分析，可识别和鉴定正常、异常免疫球蛋白。例如，多发性骨髓瘤患者血清在免疫电泳后，可观察到异常的M蛋白沉淀弧。

2. 火箭免疫电泳

火箭免疫电泳（rocket immunoelectrophoresis，RIE）技术是把抗原置于含有抗体的凝胶内电泳，实际上是一种通过电泳进行加速的单相免疫扩散技术，由于其沉淀形似火箭，故称为火箭电泳。

原理：当抗原与凝胶中抗体在电场作用下移动，逐渐形成梯度浓度，在抗原抗体比例适当时形成不溶性免疫复合物沉淀线而沉淀，随着抗原量的减少，沉淀带越来越窄，形成火箭峰样沉淀带，峰形高低与抗原量成正比。

技术要点：制备抗体琼脂糖凝胶板：将已融化的1.2%巴比妥缓冲琼脂糖冷却至55℃左右，加入适量抗血清，混匀后立即浇板，置室温凝固。打孔：在琼脂凝胶板一侧打孔，孔径3mm，孔距2mm。置琼脂板于电泳槽内，搭桥后用微量注射器准确加样10μL。电泳：样品孔放负极侧，电压8～10V/cm或电流3～5mA/cm，电泳6h。观察沉淀峰，电泳完毕后，观察琼脂板上沉淀峰，并测量从孔中心到峰尖的高度。绘制标准曲线图：以峰高为纵坐标，浓度为横坐标（对数坐标），绘制标准曲线，求出待检样品内抗原浓度。

该法操作简便省时，重复性好，灵敏度高，定量检测抗原可达 μg/mL 以上的含量，若采用放射性核素标记做免疫自显影，可测出达 ng/mL 的抗原浓度。该技术可用于抗原蛋白定量检测，如 IgA、IgG、IgM、sIgA、C3、C4 及其裂解产物和 AFP 等的测定。

3. 对流免疫电泳

原理：对流免疫电泳（counter immunoelectrophoresis，CIEP）实质上是定向加速的电泳技术与免疫双向扩散技术的结合。在 pH8.6 的琼脂凝胶中，抗体球蛋白因等电点高，带微弱的负电荷，且分子质量较大，因此电泳力小，小于电渗力，泳向负极；而一般抗原蛋白常带较强的负电荷，且分子较小，电泳力大，泳向正极电泳时，抗原放负极侧孔，抗体放正极侧孔，抗原抗体相对泳动，在两孔间相遇，比例合适时形成肉眼可见的沉淀线。若抗原浓度超过抗体，沉淀线靠近抗体孔。

技术要点：制备 1.2% 巴比妥琼脂凝胶板。在琼脂板上成对打孔，孔径 3mm，孔距 6mm。于阴极侧孔内加入待检血清或阳性对照血清，阳极侧孔内加抗血清。电泳：电泳条件 3～4mA/cm 宽，电泳 30min。观察结果或在室温放置数小时后观察沉淀线。

本试验简便、快速，灵敏度比双向免疫扩散法高 8～16 倍，可测出蛋白质的浓度达 1.0μg/mL，但分辨率低于双向免疫扩散试验。

第二节 免疫印迹与酶联免疫检测技术

一、免疫印迹技术

免疫印迹技术是在免疫化学的基础上建立起来的，是根据抗原抗体的特异性结合检测复杂样品中某种蛋白质的方法。该法是在凝胶电泳和固相免疫测定技术基础上发展起来的一种新的免疫生化技术。由于免疫印迹具有 SDS－PAGE 的高分辨率和固相免疫测定的高特异性和敏感性，现已成为蛋白质分析的一种常规技术。

免疫印迹常用于鉴定某种蛋白质，并能对蛋白质进行定性和半定量分析。结合化学发光检测，可以同时研究某特定蛋白质在不同细胞或组织中的表达量差异。

（一）免疫印迹技术的基本原理

蛋白质样品经过 SDS－PAGE 或非变性电泳（Native－PAGE）等分离

后，通过转移电泳原位转印至硝酸纤维素膜或其他膜的表面，并保持其原有的物质类型和生物学活性不变，利用抗原与抗体结合的特异性，与相应的一抗孵育，用二抗放大一抗检测到的信号，并显示检测信号，从而判断膜上有无待测蛋白质抗原及量的多少。

（二）免疫印迹技术的主要过程

免疫印迹实验一般包括四个步骤：一是蛋白质在固相基质上固定化，一般从聚丙烯酰胺凝胶转移到膜上；二是用非特异性、非反应活性分子封闭固相基质上未吸附蛋白质的区域；三是免疫杂交，即利用抗原抗体特异性反应检出固相基质上的目的蛋白质；四是显色分析。

（三）免疫印迹的几种方法

蛋白质印迹有四种基本方法：点印迹、扩散印迹、溶剂流印迹（毛细管印迹）和电泳印迹。

1. 点印迹

点印迹通常用微量移液器把小体积的样品溶液（$<2\mu L$）直接加在固相膜上。可用于摸索新的印迹条件或测定蛋白质浓度。

2. 扩散印迹

扩散印迹是将凝胶放在两张固相膜之间，浸在缓冲液中，使分子自由扩散。分子扩散是多向的，扩散 2~3d，便得到两张镜像对称的转移谱。由于扩散与温度正相关，此技术又称为"温度印迹"。扩散印迹方法适合于大孔凝胶。该方法简便，但耗时长，且分辨率较低。

3. 溶剂流印迹

溶剂流印迹由 DNA 转移的毛细管印迹发展而来，适用于低分子质量的蛋白质和大孔凝胶。凝胶与固相膜靠近，膜上加一叠滤纸，滤纸上面加 1~2kg 的玻璃板，缓冲液借助毛细管流从贮液腔中通过凝胶和固相膜，带动凝胶中的蛋白质垂直向上运动滞留在膜上。

4. 电泳印迹

电泳印迹又称电泳转移，是目前广泛使用的印迹方法。该方法通过电场将凝胶中的蛋白质转移到膜上，转移速度快，转移效率高，转移条件容易控制，重复性好，并可保持凝胶电泳的分辨率。其转移效率取决于分离蛋白质的凝胶系统和蛋白质的相对分子质量。

（四）免疫印迹所使用的固定化膜

用于固定蛋白质的固相基质通常称为固定化膜。固定化膜应具有如下性质：膜能与目的蛋白质分子相结合；蛋白质固定于膜之后，对随后的检测无影响；膜应准确反映电泳分离的结果。现在常用的固定化膜有硝酸纤维素膜、尼龙膜、聚偏二氟乙烯膜等。

1. 硝酸纤维素膜

硝酸纤维素（nitrocellulose，NC）膜是蛋白质印迹实验最常用的固相支持物。在低离子转移缓冲液的环境下，大多数带负电荷的蛋白质会与NC膜发生疏水相互作用而结合在一起，易于封闭，因而得到了广泛的应用。根据被转移的蛋白质分子质量大小，要选择不同孔径的NC膜，因为随着膜孔径的不断减小，膜对低分子质量蛋白质的结合就越牢固。通常采用0.45μm和0.2μm两种规格的硝酸纤维素膜，大于20ku的蛋白质可以用0.45pn的膜，小于20ku的蛋白质用0.2μm的膜，小于7ku的蛋白质选择0.1μm的膜。

2. 尼龙膜

尼龙膜也能用于蛋白质和核酸的转移。尼龙膜软且结实，比硝酸纤维素膜容易操作。尼龙膜的灵敏度高，结合蛋白质的能力强，结合量达480μg/cm²。缺点是背景高，不能用阴离子染料在带正电的尼龙膜上做专一性染色。带正电的尼龙膜能有效地结合低浓度的小分子蛋白、酸性蛋白、糖蛋白和蛋白质多糖。

3. 聚偏二氟乙烯膜

聚偏二氟乙烯（polyvinylidene difluoride，PVDF）膜可以结合蛋白质，结合强度比NC膜强6倍。因为硝酸纤维素膜在Edman试剂中会降解，而PVDF膜稳定、耐腐蚀，因此可替代NC膜用于蛋白质的序列测定。与NC膜相比PVDF膜有很高的机械强度，操作方便，化学稳定性好，可适用于各种溶剂配制的样品，特别适合于糖蛋白的转移、检测和蛋白质测序。

PVDF膜在使用之前必须先用100%甲醇浸润5s，再用无离子水浸泡方可使用。

（五）电泳转移

电泳后蛋白质样品转移原理与蛋白质电泳原理相似，两种常用的转移方法为湿式转移和半干式转移。二者原理相同，只是用于固定胶/膜的方式和施加电场的机械装置不同。

湿式转移是一种传统方法，将转移槽的负极板（黑色）朝下，依次叠放转移缓冲液浸泡过的海绵、滤纸、凝胶、膜、滤纸、海绵，各层接触后均用玻璃棒赶出之间的气泡，正极板朝上，合上转移槽的正负极板。务必使凝胶一侧面向负极，膜一侧面向正极，以保证带负电的蛋白质向正极转移到膜上，将叠放好的胶/膜三明治放入转移电泳槽的缓冲液内，4℃冰箱中进行电泳转移。经过电泳转移之后，蛋白质样品固定于膜上。该法花费时间长，需要大量缓冲液，湿式转移一般在恒压下进行。

半干式转移是用浸透缓冲液的多层滤纸代替缓冲液的转移方式，所加电场强度大，可以转移大小不同的蛋白质，尤其适合用于二维电泳（2－D）胶的转移。该转移速度快，缓冲液用量较少，一般在恒流下进行，转移过程中电压逐渐升高。

（六）封闭

转移后，为了减少探针的非专一性结合，需要封闭膜上的自由结合区，以防止检测时的高背景，通常将膜放在如下溶液系统中：0.5%～5%的牛血清蛋白溶液、0.05%～0.3%的去污剂和1%～3%的脱脂乳粉。

（七）探针杂交

很多蛋白质和配体可作为探针标记印迹蛋白，如外源凝集素能探测糖蛋白上的糖结构信息，配体能用于探测它们相应的受体。核酸能检测相应的结合蛋白，抗体能够检测抗原等。在蛋白质免疫印迹实验中，探针通常是待测蛋白抗原的单克隆抗体或者多克隆抗体，探针结合时所用缓冲液应适合目的蛋白与探针的专一性结合，同时使非专一性结合降低到最小。

1. 杂交

待测蛋白质转移到固相膜，经过封闭之后，即可用专一的抗体孵育，称为杂交。杂交所用抗体是以待测蛋白质为抗原免疫动物（小鼠或兔）获得的多克隆抗体，称为第一抗体。漂洗除去多余的一抗后，再用第二抗体孵育。第二抗体通常是高度纯化的，用放射性同位素或金属胶体或酶进行标记的，称为标记二抗，可从试剂公司购买到。购买时切记，若以免疫小鼠制备一抗，则二抗须是抗鼠抗体，若以免疫兔制备一抗，则二抗须是抗兔抗体。

2. 抗体的标记

天然的抗体本身均不带任何标记，抗原和抗体的反应结果无法显示，因此，必须对抗体进行相应的标记，以指示抗原抗体的特异性反应。采用生物化学方法将蛋白质（抗原或抗体）与酶蛋白、铁蛋白、荧光素、化学发光物质、生物素、同位素等结合成稳定且有特殊效应的复合物，称为标记化合物。标记化合物主要是标记具有抗体活性的免疫球蛋白，在免疫化学中称为标记抗体。比较常见的标记物主要有放射性同位素（如^{125}I）、荧光素、酶和生物素等。

放射性同位素标记技术：用于标记抗体的放射性同位素主要是^{125}I，因为^{125}I衰变时可发出易于检测的低能γ射线和α射线，而且^{125}I的半衰期是60d，适用于实验室科学研究。用同位素标记抗体进行免疫分析具有很高的灵敏度，但由于同位素对人体存在潜在的危害，其应用受到一定限制。

荧光素标记技术：荧光素是在蓝光或紫外线照射下发出绿色荧光的一种黄色染料。用于抗体标记的荧光素应具备能与蛋白质分子形成稳定的共价键结合的化学基团，荧光效率高，标记抗体后不影响抗原抗体反应，标记方法简便，游离的荧光素易与标记后的抗体分离等特点。目前用于标记抗体的荧光素主要有异硫氰酸荧光素、四甲基异硫氰酸罗丹明、藻红蛋白等。

酶标记技术：酶标记抗体技术是蛋白质标记中发展快、应用广的技术之一。常用于抗体标记的酶主要有辣根过氧化物酶（horseradish peroxidase，HRP）、碱性磷酸酶（alkaline phosphatase，AP）等。

以酶标记抗体，使抗原抗体反应的特异性与酶促反应有机结合起来，酶促显色反应产物的色泽程度即可体现抗原抗体反应的情况。辣根过氧化物酶是从辣根植物中提取得到的过氧化物酶，由酶蛋白和辅基（正铁血红素 K）结合而成，能催化过氧化物（如 H_2O_2）对某些物质的氧化。反应过程中释放出的氧将无色的供氢体，如邻苯二氨（OPD）、四甲基联苯胺（TMB）、二氨基联苯胺（DAB）氧化成有色的产物。

碱性磷酸酶主要存在于动物组织和微生物细胞中，它可以水解各种磷酸酯，生成醇、酚和胺类。作用机理是 AP 作用于底物，形成磷酰基—酶的中间产物，再进一步将磷酰基转变为无机磷（Pi）。底物一般为对硝基苯磷酸盐或四唑氮蓝。碱性磷酸酶与 PNPP 反应后，形成黄色产物。与 NBT 反应时需要有 BCIP（即 3－溴－4－氯－3－吲哚－磷酸盐，3－bromo－4－chloro－3－indolyl－phosphate），NBT 为深蓝色无定形微溶物质，在碱性磷酸酶作用下，BCIP 会被水解产生强反应性的产物，该产物会和 NBT 发生反应，形成显微镜下可见的蓝色或紫蓝色沉淀。常用于免疫组化显色、蛋白质免疫印迹、原位杂交等膜显色或细胞、组织内源性的碱性磷酸酶显色。

生物素标记技术：生物素也称辅酶 R 或维生素 H，是有机体内许多梭化酶的辅酶。活化的生物素通过侧链上的羧基与抗体分子上的 e－氨基形成酰胺键连接。一般生物素标记抗体的偶联率高，不影响抗体的生物活性。生物素化的分子可用酶标亲和素或荧光染料，链霉亲和素复合物检测。

（八）显色

蛋白质免疫印迹常用的显色方法主要有增强化学发光法和化学显色法。增强化学发光法是在辣根过氧化物酶、H_2O_2 存在情况下，氧化化学发光物质鲁米诺（luminol，氨基苯二酰—肼）并发光，在化学增强剂的存在下，光强度可以增强 1000 倍。通过将印迹膜放在 X 胶片上感光，即可检测出辣根过氧化物酶的存在。

化学显色法常用的为辣根过氧化物酶法和碱性磷酸酶法。碱性磷酸酶法可以将无色的底物 3－溴－4－氯吲哚磷酸盐（BCIP）转化成蓝色产物。辣根过氧化物酶可以 H_2O_2 为底物，将二氨基联苯胺（diaminobenzidine，DAB）或四甲基联苯胺（tetramethylbenzidine，TMB）氧化成褐色产物，也可以将4－氯萘酚（4－chloro－1－naphthol）氧化成蓝色产物。此方法简单、方便，一般实验室常用。

（九）免疫印迹技术的优缺点

对于蛋白质免疫印迹来说，通常使用的探针是抗体，它与附着于固相支持体的靶蛋白所呈现的抗原表位发生特异性反应。因此要对非放射性标记蛋白组成的复杂混合物中的某些特定蛋白进行鉴定和定量时，免疫印迹技术是极为有用的。这一技术的灵敏度能达到标准的固相放射免疫分析的水平，而又无需如免疫沉淀法那样必须对靶蛋白进行放射性标记。此外，由于蛋白质的电泳分离几乎总是在变性条件下进行，因此无需考虑溶解、聚集以及靶蛋白与外来蛋白的共沉淀等诸多问题。

由于一种免疫球蛋白可优先识别其靶表位的某一特定构象（如变性构象或天然构象），但在免疫印迹中靶蛋白是彻底变性的，因此并非所有单克隆抗体都适合作为免疫印迹的探针；另一方面，多克隆抗血清是由单一免疫球蛋白组成的不确定混合物，通常对其特异性、亲和力以及浓度都一无所知，因此无法预测多克隆抗血清来测定某一固定化变性靶蛋白上的不同抗原表位的效果。

（十）免疫印迹技术的应用

1. 在基础研究中的应用

（1）SDS－PAGE用于提纯过程中纯度的检测

纯化的蛋白质通常在SDS电泳上应只有一条带，但如果蛋白质是由不同的亚基组成的，它在电泳中可能会形成分别对应于各个亚基的几条带。SDS－PAGE具有较高的灵敏度，一般只需要不到微克量级的蛋白质，而且通过电泳还可以同时得到关于分子质量的情况，这些信息对于了解未知蛋白及设计提纯过程都是非常重要的。

（2）SDS－PAGE用于未知蛋白质分子质量的测定

在同一凝胶上对一系列已知分子质量的标准蛋白质及未知蛋白质进行电泳，测定各个标准蛋白的电泳距离（或迁移率），并对各自分子质量的对数作图，即得到标准曲线。测定未知蛋白的电泳距离（或者迁移率），通过标准曲线就可以求出未知蛋白的分子质量。

2. 与流行病学的关系及应用

（1）SDS－PAGE蛋白谱用于不同菌株的分型分类

细菌消化后存在的多肽分析是一种有效的技术，菌体蛋白是由细菌染色体上基因控制的，并遵循如下规律：观察到的蛋白或多肽越多，电泳谱就越能代表细菌基因组的电泳谱，因此，此技术间接反映着菌株的基因型。蛋白质的电泳分析已经证实蛋白图谱可提供与 DNA－DNA 杂交分辨力相似的结果，某些种的图谱具有高度相似性。

在亚种区分的水平，图谱间的差异往往很小，对结果的评价需要高质量的胶和细心分析作基础，某些株可显示图谱的主要变异，株间的区分是可以重复的，可作为区域暴发的流行病学标志。需强调指出的是，具有极其相似图谱的菌株不能认为是相同的，常规分型方法明显不同的某些株间图谱的差异可能很小，有时也较难重复。革兰阴性细菌全菌蛋白谱复杂，常常产生 50 多条带，不易评价，如果仅分析外膜蛋白则会使蛋白带数大大减少，与全细胞蛋白谱相似，外膜蛋白谱（OMP 谱）也是由细菌基因型决定的，但更易分类为有限的具体型别。外膜（OM）是由脂多糖、蛋白质和磷脂构成的，将 OM 与其他胞膜成分——肽原糖和内膜分开可通过对菌体原生质球于蔗糖梯度下的高速离心来实现，这种完全纯化法费时，不适合流行病学监测，但是由多种去垢剂处理抽提法的发展则大大简化了 OMP 的纯化与电泳观察，可用于大量菌株的筛选。

（2）免疫印迹谱用于微生物的指纹图分析

免疫印迹是一种非常有用的技术，最近研究表明，此法可用于微生物的指纹图分析。在流行病学研究中的主要价值在于可用于鉴定凝胶染色很难全分开的电泳运动性的成分。例如，在金黄色葡萄球菌中，全菌蛋白谱分析很接近，但如将这些分离的成分转移至硝酸纤维素滤膜上后，用抗体杂交，就可以观察到菌株间明显的不同。在这一试验中，既可用高效免疫抗体亦可用正常免疫血清，对抗血清的选择影响着利用此技术获得信息的多少。

（3）在自身免疫缺陷型疾病诊断中的应用

国内学者刘军锋等人用免疫印迹技术对系统性红斑狼疮、混合性结缔组织病、干燥综合征、弥漫性硬皮肤病、多发性肌炎、类风湿性关节炎等自身免疫病患者进行可提取性核抗原多肽抗体谱检测，结果发现，上述六种疾病的可提取性核抗原谱阳性率依次为 75.6％、90％、70％、50％、42.1％、25％，除出现单项目自身抗体阳性外，均出现了两种或者两种以上的阳性结果，说明患者血清中含有多种自身抗体。利用免疫印迹技术检测可提取性核抗原自身抗体操作方法简便、省时、特异性好、重复性好、用血量少，不需要特殊设备，可同时完成对 10 种自身抗体的识别和过筛，对提高自身免疫性疾病的诊断水平有较大的帮助。

二、酶联免疫检测技术

（一）酶联免疫检测技术的基本原理

酶联免疫检测技术（enzyme-linked immunosorbent assay，ELISA）基本过程是先将已知的抗体或抗原结合在某种固相载体上，并保持其免疫活性。测定时，将待检标本和酶标抗原或抗体按不同步骤与固相载体表面吸附的抗体或抗原发生反应。用洗涤的方法分离抗原抗体复合物和游离成分。然后加入酶的作用底物催化显色，进行定性或定量测定。

（二）酶联免疫检测技术的方法类型

ELISA可用于测定抗体，也可用于检测抗原。根据检测目的和操作步骤不同，有以下三种类型的常用方法。

1. 间接法

此法是测定抗体最常用的方法。将已知抗原吸附于固相载体，加入待检标本（含相应抗体）与之结合。洗涤后，加入酶标抗球蛋白抗体（酶标二抗）和底物进行测定。其具体步骤如下：用已知抗原包被固相载体。加待检标本，经过温育（37℃，2h），使相应抗体与固相抗原结合。洗涤，除去无关的物质。加酶标二抗，再次温育（37℃，2h）与固相载体上抗原抗体复合物结合；洗涤，除去未结合的酶标二抗。加底物显色。终止反应后，目测定性或用酶标仪测光密度值定量测定。

2. 双抗夹心法

此法常用于测定抗原。将已知抗体吸附于固相载体，加入待检标本（含相应抗原）与之结合。温育后洗涤，加入酶标二抗和底物进行测定。其具体步骤如下：用已知特异性抗体包被固相载体。加待检标本，经过温育使相应抗原与固相抗体结合；洗涤，除去无关的物质。加酶标二抗，与已结合在固相抗体上的抗原反应；洗涤，除去未结合的酶标抗体。加底物显色。终止反应后，目测定性或用酶标仪测量光密度值进行定量测定。此法适用于多价大分子抗原的检测，而不能用于测定半抗原等小分子物质。

3. 竞争法

此法可用于抗原和半抗原的定量测定，也可用于测定抗体。以测定抗原为例，将特异性抗体吸附于固相载体；加入待测抗原和一定量的酶标已知抗原，使二者竞争与固相抗体结合；经过洗涤分离，最后结合于固相的酶标抗原与待测抗原含量呈负相关。具体步骤如下：用已知特异性抗体包被固相载体。测定管加待测抗原和一定量的酶标抗原，经过温育，使二者与固相抗体竞争结合；对照管只加一定量酶标抗原与固相抗直接结合。分别洗涤，除去未结合的成分。加底物显色。对照管由于只加酶标抗原，与固相抗体充分结合，故分解底物显色深；测定管的显色程度则随待测抗原和酶标抗原与固相抗体竞争结合的结果而异。如待测抗原量多，竞争性地抑制酶标抗原与固相抗体结合，使固相上结合的酶标抗原量减少。因此，加入底物显色反应较弱。分别测定两管的光密度（OD）值，根据对照管与测定管OD值之比，计算标本中待测抗原含量。

（三）ELISA方法的技术要点

1. 固相载体和免疫吸附剂的制备

ELISA法最常用的固相载体是聚苯乙烯，其对蛋白质有较强的物理吸附性能，不影响抗体和抗原的免疫活性；且价格低廉，并可制成各种形状的制品。与固相载体结合的抗原或抗体称为免疫吸附剂。将抗原或抗体固相化的过程称为包被，由于载体不同，包被的方法也不同。使用聚苯乙烯制品为载体一般多采用物理吸附法。除载体的理化性质外，受缓冲液的离子强度、pH、包被时的温度和时间等多种因素的影响。

很多蛋白质、细菌脂多糖、脂蛋白、糖脂及变性的DNA等均易吸附在聚苯乙烯表面。用于包被的蛋白质浓度一般为 $1\sim10\mu g/mL$，每个凹孔内加 $100\sim200\mu L$。包被液的蛋白量过大，可能会造成蛋白质分子的多层化，在洗涤时一部分蛋白分子容易被洗掉。包被用抗原或抗体的最适工作浓度，最好是预先经过选择。

用抗原或抗体包被后，固相载体表面往往尚残留少量未饱和的吸附位点。其后加入的血清标本和酶结合物中的蛋白质也会部分地被非特异性吸附，导致本底偏高。为此常用1%~5%BSA（牛血清白蛋白），或含5%~20%小牛血清的PH9.6碳酸盐缓冲液注满凹孔，37℃作用1h，可以消除此种干扰。这一过程称为封闭。

2. 抗原和抗体

如同免疫荧光技术和放射免疫测定一样，用于制备酶标记物和包被固相载体的抗原要求纯度高，抗原性完整；抗体需特异、效价高、亲和力强，并具有较高的比活性。如将抗体IgG用木瓜蛋白酶水解为Fab片段，再与酶连接，可以减少非特异性吸附，检测效果更佳。单克隆抗体（monoclonal antibody，McAb）的应用，进一步提高ELISA法的特异性和灵敏度。使用针对抗原分子中不同决定簇的两种McAb分别作为固相抗体和酶标抗体用于双位点夹心法，测定时可以将待检标本和酶标抗体同时加入，简化了操作程序。通常采用特异性较高的McAb作为固相包被抗体，与酶标记的多克隆抗体相结合进行检测，效果更好。

3. 常用的酶及其底物

在 ELISA 法中，用于标记抗体或抗原的酶与免疫酶组织化学技术基本上相同。但所用底物被酶裂解后，应能生成可溶性有色产物，适合用分光光度计（酶标仪）测量光密度值，借以定量测定样品中待检抗原或抗体的含量。ELISA 中常用的酶主要有辣根过氧化物酶（HRP）、碱性磷酸酶（AP）、β—半乳糖苷酶。其底物分别有邻苯二胺（OPD）、四甲基联苯胺（TMB）、3—氨基水杨酸（3—ASA）、鲁咪诺＋H_2O_2、α—萘酚、3—氨基—9—乙基卡唑、4—氯—1—萘酚、对硝基苯磷酸酯、4—甲基伞形酮—β—D—半乳糖苷等。

（四）ELISA 的应用

酶免疫测定具有高度的敏感性和特异性，几乎所有的可溶性抗原抗体系统均可用以检测。它的最小可测值达 ng 甚至 pg 水平。与放射免疫分析相比，酶免疫测定的优点是标记试剂比较稳定，且无放射性危害。因此，酶免疫测定的应用日新月异，酶免疫测定的新方法、新技术不断发展。但酶免疫测定在日常检验中的普及应归功于商品试剂盒和自动或半自动检测仪器的问世。酶免疫测定步骤复杂，试剂制备困难，只有用符合要求的试剂和标准化的操作，才能获得满意的结果。

商品 ELISA 试剂盒中应包含包被好的固相载体、酶结合物底物和洗涤液等。先进的试剂盒不仅提供全部试剂成分，而且所有试剂均已配制成应用液，并在各种试剂中加色素，使之呈现不同的颜色。ELISA 操作步骤多，所需试剂也多，这种有色试剂既方便操作又有利于减少操作错误。ELISA 所有仪器除定量测定中必需的酶标仪（专用的称为 ELISA 测读仪）外，洗板机也极有用。洗板机的使用不仅省时省工，而且也利于操作标准化，对中小型实验室是实用且易于接受的。但应注意在采用洗板机前，应先对洗板机的性能加以检定，确认各孔的洗涤效果是否彻底，且重复性好。

半自动和自动化 ELISA 分析仪亦趋成熟，并在大中型检验实验室中取得应用。自动化 ELISA 分析仪有开放系统和封闭系统两类。前者适用于所有的 96 孔板的 ELISA 测定；后者只与特定试剂配套使用。

均相酶免疫测定主要用于药物和小分子物质的检测。ELISA 则应用更为广泛，可用以检测的项目包括以下几个方面：

1. 病原体及其抗体

广泛应用于传染病的诊断。病毒如肝炎病毒、风疹病毒、疱疹病毒、轮状病毒等；细菌如链球菌、结核分枝杆菌、幽门螺杆菌和布氏杆菌等；寄生虫如弓形虫、阿米巴虫、疟原虫等。

2. 非肽类激素

如 T3、T4、雌激素、皮质醇等。

第三节　病原学检测技术

一、病原学检测技术的应用与发展

病原学检测技术主要是微生物学检测技术，现在已经广泛应用于食品、饲料、环境、医药、化妆品等行业。病原学检测根据检测要求可以分为定性和定量病原学检测以及快速简单检测和全面系统的检测；根据检测地点和使用的仪器情况可以分为现场和实验室病原学检测。用于病原学检测的方法较多，最常用的方法主要有病原学检测标本制作技术、病原体分离培养技术、培养物鉴定技术和显微镜检技术等。随着现在科学技术的不断进步，生物检测技术已经与工业和电子智能化科技很好地结合起来，很多种病原学生物检测纸片、卡片，甚至各种形式的微生物检测仪器都已经面市，很多仪器将采样、检测和结果显示实现了一体化和智能化。而且这些纸片、卡片以及各种形式的微生物检测仪器的特异性和灵敏度都已经达到了行业要求。

二、病原微生物学检测的特点和影响因素

（一）病原微生物学检测对象的特点

病原微生物学检测除具有一般理化检验的特点与要求外，如准确度、精密度（包括重复性、中间精密度和重现性）、专属性、检测限、定量限、线性、范围和耐用性。还有自身特点与要求，造成样品微生物限度检验中的困难。可以说，不同检测对象测定结果会显著不同，其检查对象具有以下特点：

1. 活体易变性

菌体细胞在有些样品中处于不稳定状态，随存放时间延长死亡，也可在适宜条件下增殖。一批液体制剂若不含防腐剂，它可能是出厂时合格，保存时不合格，最终又可能"合格"。当保存条件稳定时，其污染量在一定时间内处于动态平衡，总体污染状况可以标准化的条件予以正确评估。

2. 分布不匀性

除产品在生产前期污染外，通常是局部污染的。一批产品不同包装中污染状态会出现差异，其污染特别是致病菌通常是少量的。正确的检验有赖于合理的抽样方法。

3. 部分微生物处于受损坏状态

比如药品中微生物，受到原料处理、加工等过程的影响，或者药品本身对微生物的抑杀作用，使其受到一定程度的损坏，这些受到损坏的微生物用一般的方法检查，往往会出现假阴性或计数偏低的结果。其他被检对象也可能因为受到环境、原料处理、加工等过程的影响，使其受到一定程度的损坏，从而出现检测结果的差异。

4. 生态环境多样复杂

污染菌的来源多样，种类多样，加上样品种类不同、样品成分复杂，同一种菌在不同的样品中所测定的结果各不相同。

(二) 病原微生物学检测的特点

以上检查对象的这些特点就造成检测样品病原微生物学检测具有以下特点：检查对象的未知性、不确定性、不均匀性、特殊性、影响因素的多样性。

1. 检测对象的未知性

很多检测样品，比如药品等的无菌检查与微生物限度检查（控制菌检测）因和大多数理化检测不同，它们往往都是未知的，不知是否有菌或含有检测菌，全凭检测结果判断，难度大。

2. 检测对象的不确定性

很多样品受外来微生物的污染，这种污染是可无可有，可多可少；其种类可以多样。污染的情况依生产、设备、原材料、管理、剂型等条件而定，所以微生物限度检验的对象是不确定的。就要根据检验样品行业所规定的项目进行检验。污染对样品而言是一个意外事件，是一个随机变量。

3. 检测对象分布的不均匀性

不均匀性是不确定性的另一种表现形式，在一种产品中有的被污染，有的不被污染，分布不匀；在被污染的部分中有的数量极多，有的较少，种类上可以复杂或较单一。这种不均匀性源于污染源的复杂性，原辅料污染、工艺污染、空间污染和操作人员污染等，构成污染量的多少差异，形成不均匀性。再者微生物具簇团性，簇团大小、紧密程度是可遗传的，簇团的分散性差异极大，该特点无疑强化了不均匀性。

4. 影响因素的多样性

样品正式检验前必须保持原污染状态。防止第二次污染和防止污染微生物的繁殖或死亡。

应有适当的供试液制备方法。供试液的正确制备是保证检验结果准确可靠的前提。

检验方法准确可靠。

检验结果判断无误。

做好微生物限度检测,检验人员的职业道德和业务素质至关重要。建立科学的质量保证体系,是获取检验结果正确可靠的基本保证。

(三) 微生物学检测的影响因素

在样品微生物学检验中,不管是微生物限度检查、无菌检查还是其他方面检查,检测结果受多种因素影响,其中菌种制备、培养基、灭菌方法、抑菌的因素等备受关注。在检测实践中,以下几种因素均可对微生物学检测产生影响:样品本身有无抑菌性。培养基的促菌生长能力。培养条件(温度、湿度及需氧或厌氧)。消毒或灭菌方法。过滤系统(滤器、滤膜性质、材质)性能。检验方法的正确与否。一些必要的标准菌种制备与传代、种类及生长状态是否符合规范。

以上种种因素等都会影响微生物的检测结果。

培养基成分的不同来源,如不同品种的蛋白胨、牛肉膏、牛肉浸液对细菌的生长影响是有差异的;又如细菌总数测定,其中抽样及误差分析均缺少科学数据要求,增加了测定结果的不稳定因素。在空气洁净度的菌落计数测定中,不同的测定方法其结果差异是很大的。由于微生物检验方法,不少项目是执行国家标准的法定检验,同一个品种同一批号检测的不同结果,可能引起争议,其后果可想而知,同时也会造成与国际接轨的困难。因此微生物培养条件是影响供试样品菌检计数准确与否的重要因素。同时应注意影响结果的两个方面:一是培养基本身的性质;二是培养条件。通俗来说,培养基应具备广谱性,即有助于检品中所存活微生物的生长,因此要通过培养基灵敏度验证试验。另外,应注意采用最佳培养条件,以确保微生物充分生长并使计数结果呈良好的重现性。此外,检验方法的正确与否也影响微生物的检测结果。建立合适检验方法的标准化与验证问题,成为一项迫切的任务。

综上所述,这些因素的存在,大大增加了微生物检测的难度,对此微生物检测工作者要有充分的认识。

三、病原微生物学检测实验室设施与设备要求

微生物检测实验室的设施与设备是开展微生物学检测的物质基础和保障,因此开展微生物检测实验,离不开实验室设施与设备以及对其的相应要求。微生物检测实验室的设施与设备如何做好管理,确保质量标准,在总体管理上要建立明细目录,包括名称、型号、厂家、购置时间、验收、调试或校验、仪器保管负责人、使用操作规范、使用或维修记录、报废等一系列的仪器设备质量保证档案。

第一章 免疫学及病原学检测技术

(一) 病原微生物学检测实验室设施要求

设施和环境实验室的设施、工作区域、能源、照明、采暖、通风等应便于校准或检测工作的正常运行。校准或检测所处的环境不应影响校准或检测结果的有效性或对其所要求的测量准确性产生不利的影响,在非固定场所进行校准和检测时尤应注意。适当时,实验室应配备对环境条件进行有效监测、控制和记录的设施。实验室应注意周围因素(例如微生物菌种、灰尘、电磁干扰、湿度、电网电压、湿度、噪声、振动级……),以免影响检测或校准工作质量。相邻区域的活动相互之间有不利影响时,应采取有效的隔离措施。进入和使用有影响工作质量的区域应有明确的限制和控制。应有充分的措施保证做好实验室的内务管理。实验室应有符合有关健康和安全的要求。

根据各种行业自身的法规规定,为保证、满足微生物检测和进行实验的要求,微生物检测实验室总体上要首先具备有以下功能:能开展无菌检查,微生物限度检查和无菌采样各自严格分开的无菌室或者隔离系统;能开展菌种处理与微生物检测鉴别的无菌洁净室;能开展微生物检定或能进行细菌内毒素检查(凝胶法或定量法)、抗菌作用测定的各自分开的半无菌实验室;能进行微生物生长培养的培养室;可以进行配制试液及培养基的配制室;能进行高压灭菌的灭菌室;实验器皿洗涤、烘干室;人员办公休息室;大型实验室还可设有实验用品、易耗品储藏室;还要对这些设施与设备实施进行有效的监控与验证,以保证整个微生物检测实验室的布置要符合规范要求,并应有合理的通风设施,按照各房间的使用要求配置适当的空气净化系统,以提高实验室的总体质量。以下就以洁净室及培养室等为例,对微生物检测实验室实验设施与设备的要求与如何开展工作进行介绍。

1. 洁净室(无菌室)

洁净室(无菌室)是微生物检测的重要场所与最基本的设施。它是微生物检测质量保证的重要物质基础。因此它的设计要按国家相应的标准规定执行。微生物实验室洁净室的施工、安装、验收应按国家行业标准执行。对于微生物检测工作者和使用管理者来讲,更大量的工作是进行正常管理到日常的使用。

洁净室(无菌室)的标准要符合洁净度标准要求。其使用管理要做到以下要求:

(1) 洁净室(无菌室)要符合规范要求

无菌室应采光良好、避免潮湿、远离厕所及污染区。面积一般不超过 $10m^2$,不小于 $5m^2$;高度不超过 2.4m。由 1~2 个缓冲间、操作间组成(操作间和缓冲间的门不应直对),操作间和缓冲间之间应具备灭菌功能的样品传递箱。在缓冲间内应有洗手盆、毛巾、无菌衣裤放置架及挂钩、拖鞋等,不应放置培养箱和其他杂物；无菌室内应六面光滑平整，能耐受清洗消毒。墙壁与地面、天花板连接处应呈凹弧形，无缝隙，不留死角。操作间内不应安装下水道。

无菌操作室应具有空气除菌过滤的单向流空气装置，操作区洁净度100级或放置同等级别的超净工作台，室内温度控制18～26℃，相对湿度45%～65%。缓冲间及操作室内均应设置能达到空气消毒效果的紫外灯或其他适宜的消毒装置，空气洁净级别不同的相邻房间之间的静压差应大于5Pa，洁净室（区）与室外大气的静压差大于10Pa。无菌室内的照明灯应嵌装在天花板内，室内光照应分布均匀，光照度不低于300lx。缓冲间和操作间设置的紫外线杀菌灯（2～2.5W/m³），不符合要求的紫外杀菌灯应及时更换。

（2）建立使用登记制度

每个微生物检测检验室都要建立使用登记制度。在登记册中可设置以下项目内容：如使用日期、时间、使用人、设备运行状况、温度、湿度、洁净度状态（沉降菌数、浮游菌数、尘埃粒子数）、报修原因、报修结果、清洁工作（台面、地面、墙面、天花板、传递窗、门把手）、消毒液名称等。

（3）建立使用标准操作规范（SOP）并严格管理

SOP内容至少要有以下几点：

①规定净化系统使运转前的时间要求。每次实验前应开启净化系统使运转至少1h以上，同时开启净化台和紫外灯。

②物品进入洁净室（无菌室）基本要求：凡进入洁净室（无菌室）的物品必须先在外部或缓冲间内对其进行相应处理后送入无菌室。注意带纤维、易发尘物品不得带进净化实验室。无菌室内固定物品不得任意搬出。

③人员进入洁净室（无菌室）要求：实验人员进入洁净室（无菌室）不得化妆、戴手表、戒指等首饰；不得吃东西、嚼口香糖。应清洁手后进入第一缓冲间更衣，同时换上消毒隔离拖鞋，脱去外衣，用消毒液消毒双手后戴上无菌手套，换上无菌连衣帽（不得让头发、衣物等暴露在外面），戴上无菌口罩。然后，换或是再戴上第二副无菌手套，在进入第二缓冲间时换第二双消毒隔离拖鞋。再经风淋室30s风淋后进入无菌室。

④温湿度观察要求：观察温度计、湿度计上显示的温湿度是否在规定的范围内，并作为实验原始数据记录在案。如发现问题应及时寻找原因，及时报修和及时报告实验室主管，并将报修原因和结果记录归档。

⑤沉降菌落计数与浮游菌测定要求：在每次实验的同时，对操作室和层流台做微生物沉降菌落计数，将结果记录在使用登记本上，并作为实验环境原始数据记录在实验报告上。每周1次，或在无菌检查等必要时，在每次实验同时

对操作室和净化台进行浮游菌测定，将结果记录在使用登记本上，并作为实验环境原始数据记录在实验报告上。

⑥消毒要求：无菌室每周和每次操作前用0.1%新洁尔灭或2%甲酚液或其他适宜消毒液［常用消毒剂的品种有：5~20倍稀释的碘伏水溶液、0.1%新洁尔灭溶液、1:50的84消毒液、75%乙醇溶液、3%碘酒溶液、5%石炭酸（来苏儿）消毒溶液、2%戊二醛水溶液、尼泊金乙醇消毒液（处方：对羟基苯甲酸甲酯21.5g；对羟基苯甲酸丙酯8.6g，75%乙醇10.0mL）等，所用的消毒剂品种与使用要进行有效性验证方可使用，并定期更换消毒剂的品种］擦拭操作台及可能污染的死角，方法是用无菌纱布浸渍消毒溶液清洁超净台的整个内表面、顶面及无菌室、人流、物流、缓冲间的地板、传递窗、门把手。清洁消毒程序应从内向外，从高洁净区到低洁净区。逐步向外退出洁净区域。然后开启无菌空气过滤器及紫外灯杀菌1~2h，以杀灭存留微生物。在每次操作完毕，同样用上述消毒溶液擦拭工作台面，除去室内湿气，用紫外灯杀菌30min。

⑦其他要求：如遇停电，应立即停止实验，离开无菌室。关闭所有电闸。重新进入无菌室前至少开启机房运转1h以上。

（4）洁净度检查的要求与方法

无菌室在消毒处理后，无菌试验前及操作过程中需检查空气中菌落数，以此来判断无菌室是否达到规定的洁净度，常用沉降菌和浮游菌测定方法。

①沉降菌检测方法及标准：以无菌方式将3个营养琼脂平板带入无菌操作室，在操作区台面左、中、右各放1个；打开平板盖，在空气中暴露30min后将平板盖好，置32.5℃±2.5℃培养48h，取出检查，3个平板上生长的菌落数平均小于1。

②浮游菌检测方法及标准：用专门的采样器，宜采用撞击法机制的采样器，一般采用狭缝式或离心式采样器，并配有流量计和定时器，严格按仪器说明书的要求操作并定时校检，采样器和培养皿进入被测房间前先用消毒房间的消毒剂灭菌，使用的培养基为营养琼脂培养基或行业认可的其他培养基。使用时，先开动真空泵抽气，时间不少于5min，调节流量、转盘、转速。关闭真空泵，放入培养皿，盖上采样器盖子后调节缝隙高度。置采样口采样点后，依次开启采样器、真空泵，转动定时器，根据采样量设定采样时间。全部采样结束后，将培养皿置32.5℃±2.5℃培养48h，取出检查，浮游菌落数平均不得超过5个/m³。每批培养基应选定3只培养皿做对照培养。

无菌操作台面或超净工作台还应定期检测其悬浮粒子，应达到100级（一般用尘埃粒子计数仪）检测，并根据无菌状况必要时置换过滤器。

（5）定期进行洁净度再检验

定期（每季度、半年、1年）或当洁净室设施发生重大改变时，要按相关规定要求进行洁净度再检验，以确保洁净度符合规定，保存验证原始记录，定期归档保存，并将验证结果记录在无菌室使用登记册上，作为实验环境原始依据及趋势分析资料。并定期对洁净室的环境检测数据进行趋势分析和评估，根据评估结果，了解洁净室设施环境质量的稳定状况及变化趋势，决定是否有必要修订相应的警戒和纠偏限度。

（6）定期更换新的紫外灯管，更换净化系统的初效、中效、高效头

定期（至少每年1次）更换新的紫外灯管，以确保紫外灯管灭菌持续有效。并同时在使用登记本上做好更换记录，定期归档保存。至少2年1次，或按洁净度验证实际情况，定期更换初效、中效、高效头。以确保净化系统的功能持续有效，并同时在使用登记本上做好更换记录，定期归档保存。

（7）使用过程中应尽可能减少人员的走动或活动

平时实验室内应尽可能减少人员的走动或活动，同时洁净室的门要关闭或安装自动闭门器使其保持关闭状态。

（8）洁净度不符合规定时立即停止使用

发现洁净度不符合规定时，应立即停止使用，寻找原因，彻底清洁、必须经洁净度再验证符合规定后，才再使用，并同时将情况记录在无菌室使用登记册上，定期归档保存。

（9）对进入的外来人员或维修人员进行指导和监督

非微生物室检验人员不得进入洁净室（无菌室），对必须进入的外来人员或维修人员要进行指导和监督。

（10）洁净室（无菌室）的日常管理

建立安全卫生值日制度，一旦发现通风系统、墙壁、天花板、地面、门窗及公用介质系统等设施有损坏现象，要及时报告并采取相应的修复措施，并保存记录及时归档。从洁净室（无菌室）环境中检测到的微生物应能鉴别至属或种，保留鉴别实验原始记录及菌种，作为无菌生产、无菌检查洁净室环境质量、消毒剂有效性评估及污染源调查的依据，并且也是为无菌检查阳性结果的调查提供第一手资料。

2. 培养室、试液及培养基的配制室

培养室用来放置培养各类微生物生长的细菌培养箱和真菌培养箱以及菌种保藏用的冰箱。如有条件也可用面积不大于 $5m^2$ 的具有恒温装置的密闭小室代替培养箱。室内应保持清洁，不得堆放杂物，为防止培养过程发生污染，培养室的洁净度要达到100000级。同时室内应注意避免抗生素污染和避免使用强

效、挥发性、喷雾型消毒剂，以防止影响微生物生长。试液及培养基的配制室、烘干室、实验室、办公休息室要求条件不高，为一般的清洁环境室。配制室应严格防止抗生素、消毒剂对试剂、试药、培养基原料及配制用器皿和溶剂的污染。清洁环境室应具有防止灭菌后物品再污染的有效措施。同时应制定有各试液及培养基配制的标准操作规程、环境清洁标准操作规程。此外抗生素微生物检定实验所用烧杯、漏斗、移液管、容量瓶、滴管、小钢管等器皿应与其他器皿分开洗涤，防止抗生素污染用于微生物培养的器皿；所有染菌物品、培养物均应经高压灭菌处理后再清洗；抗生素微生物检定平板与其他培养基平板也应分开洗涤。室内应保持清洁、干燥，防止微生物滋生和污染。应制定出实验器皿洗涤标准操作规程。灭菌室是放置高压灭菌器、进行灭菌物品的工作室。注意应有适当措施防止灭菌后物品的第二次污染问题。对于已灭菌过的物品和没有灭菌过的物品在放置区域和标志上应有明显区别。实验室还可设有实验用品、易耗品储藏室，为一般清洁环境室。办公休息室为一般清洁环境室。

（二）微生物学检测实验室设备要求

实验室应配备正确进行校准和检测所需的所有设备（包括标准物质）。如果使用实验室永久控制范围以外的设备，则应保证本准则的有关要求得到满足。所有设备应得到正常维护；应有文件化的维护程序。如果任一设备有过载或错误操作或显示的结果可疑或通过检验或其他方式表明有缺陷时，应立即停止使用，并加上明显标识，如可能应将其贮存在规定的地方直至修复，修复的设备必须经校准、验证或检测，满足要求后方能投入使用，实验室应检查由于上述缺陷对以前所进行的校准或检测工作的影响。每一台设备（包括标准物质）应有明显的标识表明其校准状态。应保存对校准和检测有意义的所有标准物质和每一台设备的档案，档案内容应包括：设备的名称；制造商名称、型号、序号或其他唯一性标识；接收日期和启用日期；目前放置地点（如果适用）；接收时的状态（例如全新的、用过的、经改装的）；制造商使用说明书的复制件（如果有）；校准和/或检定（验证）的日期和结果以及下次校准和/或检定（验证）的日期；迄今所进行的维护和今后维护计划的细节；损坏、故障、改装或修理的历史。

1. 仪器设备的管理原则

微生物检测实验室在购买新的设备仪器后，首先要对该设备或仪器进行安装确认，基本程序是：开箱验收、安装、运行性能确认程序。安装确认的主要内容如下：要登记仪器名称、型号，生产厂商名称，生产厂商的编号，生产日期，公司内部的固定资产设备登记及安装地点。收集汇编和翻译仪器使用说明书和维护保养手册。检查并记录所验收的仪器是否符合厂方规定的规格标准。

检查并确保有该仪器的使用说明书、维修保养手册和备件清单。检查安装是否恰当，气、电及管路连接是否符合要求。制定使用规程和维修保养制度，建立使用日记和维修记录。制定清洗规程。明确仪器设备技术资料（图、手册、备件清单、各种指南及该设备有关的其他文件）的专管人员及存放地点。

　　最后对确认的结果经过进行评估，有效地制定出设备的校验、维修保养、验证计划以及相关的标准操作规程。校验的目的是为了确保计量仪表在其量程范围内运行良好，并且测量结果符合既定标准。根据生产商的建议要求和该仪器的用途来确定校验或维修频率。同样，根据生产商建议要求和仪器在使用时的重要程度确定其测量误差的允许范围。如果仪器设备经校验不符合规定要求，则应予以充分调查，并且要撰写相关超标结果的偏差报告。还要对该问题设备自上一次校验之后产生的所有试验数据进行全面回顾，对这些数据的合理性做出评估。由此可见，提高校验和维修频率将会保证设备的良性运行并且可以避免产生大量的问题数据。因此，实验室的主要仪器设备每台要配备一本使用和维修日志，这些日常记录通常是偏差调查的关键依据。

　　一般来说，验证时，至少要有连续3次的重复性试验结果支持说明该台设备通过验证，并且能被官方（如美国FDA、中国SFDA等）认可。完成这些工作后，要按以上相关法规的规定，对仪器设备的管理应做到以下要求：备有仪器设备的清单备有1份所有仪器设备清单，每台仪器设备要有唯一性的内部控制编号、专门保管人，如果某设备已不在实验室，则应在清单上注明其最后一次使用时间和原因。仪器设备贴有明显标识每台仪器设备上要贴有明显标识，标记主要有"合格""准确""限用""封存""停用"几类。标记要标明其内部控制编号、名称、型号、生产厂家、保管人及所处的状态。对需定期校验的设备经校验合格则贴上绿色合格证，并标明最近校验日期和下次校验日期及校验人员的签名，使用前，检验人员务必要先确认其处于校验有效期内。"准用"标记表明测量无检定规程，按校正规范为合格状态，颜色为黄色。"限用"标记表明使用仪器的部分功能或限量，仪器经检定或计量确认处于合格状态，清楚地标出"限用"两字，颜色为蓝色。"封存"标记表明暂不使用，需使用时，应启封检定。凡校验不合格、过期、需报修的设备仪器应贴有红色停用证，并标明停用日期；不需校验的设备则在确认其运行正常后贴上白色状态良好标识即可。建立仪器设备的标准操作规程每台仪器设备要建立标准操作规程，保证使用者可以正确使用。建立使用登记、维修、保养记录建立使用登记本和维修、保养记录。这些日常记录是偏差调查的关键依据。

　　2. 实验室设备的管理要求

　　实验室设备按是否需校验可分为无需校验、需校验的设备、安装后性能确认并且需要连续监控的设备、需要验证和持续监控的设备四大类进行质量保证和管理要求，现分述如下：

（1）无需校验的设备

微生物检测实验室常用到的此类设备主要有：用于细菌内毒素检测混合时使用或样品混合时的自动旋涡混合器、菌落计数器、往复轨道振荡器，用于无菌检查用的全封闭智能集菌仪、真空泵、搅拌加热器、效价测定用的管碟投放器、制备固体样品或水溶性软膏用的电动匀浆仪、蠕动泵和光学显微镜等。只需确认其运行正常，贴上绿色状态良好标识即可（现在实验室通常用3种颜色的标识表明仪器的校准状态。合格证—绿色；准用证—黄色；停用证—红色）。同时应制定此类设备的使用和维护规程。

供试品通过集菌仪的定向蠕动加压作用，实施正压过滤并在滤器内进行培养，以检验供试品是否含菌。供试品通过进样管连续被注入集菌培养器中，利用集菌培养器内形成的正压，通过 $0.45\mu m$ 或 $0.22\mu m$ 孔径的滤膜过滤，供试品中可能存在的微生物被截留收集在滤膜上，通过冲洗滤膜除去抑菌成分。然后把所需培养基通过进样管直接注入集菌培养器中，放置规定的温度培养，观察是否有菌生长。

现今较好的薄膜过滤装置为全封闭自动过滤系统。在无菌检查中，冲样品过滤集菌、灌入培养基直至培养前的全部操作，均由一台仪器自动完成。由于是全封闭的无菌检测系统，避免了检测过程中的外源性污染，使检验结果更为可靠。目前国内外均有这类产品出售。

（2）需校验的设备种类

在实验室设备需定期校验的设备仪器中，微生物检测涉及的仪器或仪表、设备有：天平、收码、pH计、分光光度计、温度或压力仪表、消毒压力容器、灭菌柜安全阀以及游标卡尺等。需定期校验的设备仪器又分可以送有关单位校验，或在本单位有能力、有资格校验的非强检仪器设备及必须由法定计量单位进行量值溯源校验的"强检"仪器或仪表和设备校验三种情况。有关计量仪表或设备的使用和管理，请参照国家规范执行定期校验的非强检仪器设备为需要在特定的参数下运行，并且（或者）用于定量测定时出具数据的，微生物检验室的这类设备有：天平、pH计、分光光度计、多功能微生物自动测量分析仪、微生物效价测定仪、无菌隔离系统、移液器、电热干燥器或烤箱（细菌内毒素测试用）、玻璃温度计、循环记录仪（如温、湿度周记录仪）、空气浮游菌检测仪、空气悬浮粒子计数器等。

①天平：这类产品国内市场很多，型号也较多。但微生物实验室的天平按使用要求可分为两类：一类用于抗生素微生物检定中标准品、样品的精密称量

天平，如能精确到小数点后 5 位有效数字的电子分析天平，称量范围在 0.01mg 至 180g；另一类主要用于培养基、试剂配制、微生物限度检查固体样品的称量等，这类天平只需精确到小数点后两位有效数字即可。明确标明每台天平的量程，可称量的最小值和最大值均需经过校验。天平应放置在专用天平室内，温湿度应相对稳定，温度一般应控制在 15~25℃，湿度一般应控制在 50%~70%。用变色硅胶保持天平处于干燥环境中。天平安置在稳固、水平的位置上，并防震。

每台天平必须配有标准操作规程，使用登记本和维修、保养记录。严格禁止称量超过称量范围的物品。每次称量结束后，必须将天平清理干净，以避免交叉污染和对操作人员的潜在危害。应定期强检，专人负责。

②pH 计：在对 pH 计进行校验和日常校正时，采用 2 点校准线。校正用标准溶液的 pH 之差不得超过 4 个单位，并且要涵盖使用时的测量范围。所进行的日常校正均应记录于使用日志，并且要定期回顾这些校正记录。应妥善保存 pH 计电极，每次使用前应用蒸馏水淋洗电极。应对 pH 计的使用、校验、日常校正以及维修保养等方面制定相应的规程。

③分光光度计：紫外分光光度计在微生物检测分析或测定中主要用于样品的浊度法测定和制备标准液浓度。型号很多，而且国内的产品和国外的产品竞争很激烈。在操作紫外分光光度计时应注意微生物溶液对仪器的污染及对污染的处理，特别是比色皿的消毒处理。可用甲醛稀释液（福尔马林）或 0.1% 新洁尔灭溶液对污染部位及比色皿进行消毒处理。

紫外分光光度计需要校验其波长和光度测定的准确性。在每次使用前，分析人员必须用空白试剂将仪器的吸收值校准至零点（即透光率为 100%）。比色皿要保持洁净以免结果不准确。对于配有软件系统的分光光度计来说，设备在投入使用前，应确认其软件系统的可靠性。每台分光光度计均应定期校验，专人负责，有标准操作规程，建立使用登记本和维修、保养记录，还应在具体的检测方法中描述分光光度计的标准操作规程。

④层流净化工作台：层流净化工作台是微生物检验使用最普遍和广泛的一种无菌操作工作台，主要用于制药、食品等行业上，国内有多家工厂生产。要定期检测其是否能达到净化的效果。

⑤无菌隔离系统：此系统主要应用于无菌操作，内置无菌检测系统、自动灭菌系统等。无菌隔离系统主要技术特点和优势：完全屏蔽的双门传递保证洁净空间不受物料传递和人员操作的影响，解决了传统无菌室 100 级洁净度无法有效保持的难题；内置隐形无菌检测系统使 HTY 生物隔离舱可顺利完成检品过滤细菌截留、加装培养基等多种用途，使隔离舱既可用于无菌实验，又可用

于其他需要高洁净度的多种研究和实验；远程控制系统实现了无菌舱内环境控制的智能化、数字化，可在1km之内实现远程控制，达到了无菌实验环境技术指标的可控性、有效性、实时性，能对舱内压力、湿度等重要环境指标进行自动（或手动）控制，并可追溯，大大提高实验可信度；灭菌方法先进，成本低廉，实现了"无消耗、无污染、自动灭菌"，灭菌剂的分解、排放达到国家标准，无任何污染，还可大大降低实验消耗；软舱体材料、手套、袖套、软连接传递套等易损易耗物件成本降低；万向轮的安装，使隔离舱的移动更加灵活、方便，让操作人员可以根据工作环境的需要任意移动设备；双面操作实现了一台设备可满足多个用户或多个部门的需要，增强了设备的通用性和使用效率。

⑥HTY微孔滤膜孔径测定仪：该测定仪原理是运用气泡点法测定各种材质微孔滤膜的孔径，对各种培养器使用的滤膜进行批次检测，以保证滤膜最大孔径及孔隙率指标达到无菌检测要求，从而符合验证要求。该测定仪具有的特性：可测定各种材料微孔滤膜的孔径；微孔孔径测定范围 $0.15\sim0.8\mu m$；气泡点法测定，可直观判断滤膜孔隙率状况；测试迅速，从加压至得出结果，仅需1min左右即可完成。

（3）安装后性能确认并且需要连续监控的设备

微生物检测室常用温控设备有：培养箱（室）、冷藏箱、冷冻冰箱及水浴箱、细菌内毒素检查法（如定量法用）的测定仪系列等。这些温控仪器共同特点是具有控制微环境（小控制室）的功能。在管理上要求如下：

①在投入使用前，要对设备（或设施）的性能进行检验：然后在每次使用时都要进行连续监控。为了确保设备腔室内的温度状况符合规定要求，每次都予以记录，作为原始资料，为日后分析提供充足依据。现在有不少实验室采用计算机系统来自动监控小控制室的环境温度，并保存实时监控的结果。监控用的软件管理系统应经过验证，并且要定期（至少每半年1次）校验测温探头及记录/显示仪表，以确保仪器符合规定要求。

②对没有自动监控系统，进行小控制室内的温度状态观测：没有自动监控系统的仪器，则需在设备的每个小控制室内放置玻璃温度计（要经校准过）或周期性温度记录仪，每天专人负责检查。一旦发现偏差，须及时调查原因并采取相应的纠偏措施，并要对偏差所产生的影响加以分析和评估，撰写偏差分析报告。须及时调查原因并采取相应的纠偏措施，要对偏差所产生的影响加以分析和评估，撰写偏差分析报告。

③定期用中性的清洁剂或消毒剂清洗：对这些培养箱（或室）、冷藏箱（或室）、冷冻冰箱及水浴的小控制室内的表面，要定期用中性的清洁剂或消毒

剂清洗。同时要为这些设备制定使用、校验、维护、清洁和温度监控等方面相应的标准操作规程。

(4) 需要验证和持续监控的设备

在微生物检测实验室里，需要验证和持续监控的设备主要包括有：灭菌用的高压灭菌柜（或锅），除热原的电热恒温干燥箱等和培养微生物用的培养箱等，为了确保实验结果的准确、有效，对这些设备需要进行更深层次的确认试验和作为常规的持续质量监控检查。无论是硬件系统还是软件系统均需经过严格的确认和验证，具体方法可参见灭菌法内容。

所有的灭菌验证或除热原验证的工艺记录均应妥善保存。记录应能清楚地反映出主要的工艺参数，如温度、时间、压力等。由热敏纸打印的记录要及时复印并存档。每台灭菌或除热原设备均应配备使用日志，记录至少要包括：运行参数（温度和时间）、程序结束时间、运行状况及使用者的签名等。实验室有必要对被灭菌物品或除热原物品的有效期予以确认。

(三) 超净工作台及生物安全柜的使用指南

超净工作台及生物安全柜是微生物检测实验室使用很广泛的设备，应建立监控规程与使用指南。以下是以超净工作台为例说明它们的监控与使用指南。

1. 监控规程

超净工作台在管理上应制定相应的监控规程，其主要内容是：定期监测超净工作台、HTY无菌隔离系统的内表面的微生物学质量及其内部的空气质量（粒子和微生物），要求所用的高效过滤器应能确保使大于等于 $0.3\mu m$ 的粒子的截留率达到 99.97% 以上。层流空气的流速应足以将工作区的粒子带出去。一般说来，在距离过滤器下游 15~30cm 处的平面上（工作区），理想的层流速度应控制在 0.36~0.54m/s；高效过滤器的完好性和层流速率应经过确认，在安装完毕后须在使用现场进行完好性（泄漏）检查和过滤效率（性能）测试。以后还须定期进行此类测试（通常每半年至少检查 1 次）；日常管理一旦发现设备运行不稳，或环境监控结果异常，或微生物检验结果偏差呈上升趋势，均须立即进行完好性检查和性能测试。此类检查非常重要，这样可以有效避免给无菌操作带来的潜在污染风险。无菌作业时，应同时监控操作区空气以及操作台表面的微生物学情况，在实验时，应同时做阴阳性对照试验。

2. 使用指南

层流净化工作台使用指南的主要内容有：应在人员走动相对较少，并且是在离门较远的位置安置层流净化工作台，目的是使设备周围环境的气流相对稳定，不影响操作区，更不得对操作区层流产生干扰。

设备开启后，操作人员应首先检查压差指示表的读数是否正常，与常规压差相比，压差偏小或偏大均表明设备运行异常，需立即调查并采取必要的纠偏措施。

如果操作区内安装有紫外灯，操作前必须关闭紫外灯直至完成所有的无菌作业。防止紫外线对操作人员的损害及对样品中可能存在的微生物的损伤。

操作人员戴无菌乳胶手套和无菌袖套后方可在层流区操作。开启工作台后，应采用无菌消毒剂（70%乙醇）对其表面消毒，至少等待5min后，方可开始操作。无菌操作前，置于工作台内的所有物品均应经过充分消毒并直至风干。工作区内的所有物品均应排放整齐，以免干扰气流方向。应及时将工作台内的闲置物品撤离出去，并且不得堵住气流的进口。操作人员应当熟悉层流净化工作台的设计、工作原理及其气流模式。

普通层流净化工作台内的气流最终直接对着操作者而排向周围环境。因此，此类净化工作台不得用于处理感染性物品、有毒物品或敏感物品等。它们只适用一般性的无菌操作活动，如无菌物品的装配、常规物品的微生物检查、培养基的制备等。尽管从表面上看，垂直层流净化工作台的工作区气流没有流经任何人员及周围环境，但是工作区气流却给操作人员及周围环境造成了潜在性的污染，实验操作过程中操作步骤要避免对周围环境以及操作人员产生污染。

使用层流工作台时，务必要确保高效过滤器未被堵塞，从而保证洁净空气吹向并覆盖整个工作区。为防止扰乱层流，操作人员应尽可能避免将手和手臂在层流区移进或移出，即便移动，也应小心谨慎，所有活动尽可能地在无菌物品暴露区的下游（顺着层流方向）进行。实验室配备一台净化工作台最好是生物安全柜，专用于常规性微生物菌种的处理，如微生物的鉴别、生物指示剂的制备与培养、阳性对照或培养基灵敏度检查用标准菌株的制备、保藏和使用等。

在洁净区内，如条件许可，尽量使层流净化工作台始终处于运行状态。但是，一旦停止运行而重新启动后，要对工作区进行彻底性消毒并且在使用前至少要预运行5min。此外，在每次使用前和使用后，均应对工作台面采取清洁和消毒措施。

要对室内各类层流工作台的运行、清洁和消毒、校验和维修等制定详细的标准操作规程。为每台层流工作台、HTY无菌隔离系统配备使用和维修记录。使用记录的内容包括：使用日期及时间、仪器使用前后的状态、清洁或消毒状态及使用人的签名等；维修记录内容包括：故障说明、维修情况及维修人员和设备责任人的签名等。定期对设备的清洁或消毒记录和环境监控记录进行回顾性审查，以评估层流台内工作区的维护状况。

生物安全柜是包括微生物检测在内医学实验室最重要的安全防护设备，是处理危险性微生物时所用的箱型空气净化安全装置。它比无菌超净工作台更加注意保护环境以及操作工作者的安全。它确保实验室工作人员不受实验对象侵染，确保周围环境不受其污染。实验室应按要求分别配备不同性能的生物安全柜，必要时还应配备其他安全设备，如设施配有排风净化装置的排气罩等，或采用其他不使致病微生物逸出确保安全的设备。所有可能使致病微生物及其毒素溅出或产生气溶胶的操作，除实际上不可实施外，都必须在生物安全柜内进行，不能用超净工作台代替生物安全柜。生物安全柜可分为Ⅰ、Ⅱ、Ⅲ级，三者之间有一定的区别：

Ⅰ级生物安全柜：至少装置一个高效空气过滤器对排气进行净化，工作时柜正面玻璃推拉窗打开一半，上部为观察窗，下部为操作窗口。外部空气由操作窗吸进，而不可能由操作窗口逸出。工作状态时保证工作人员不受侵害，但不保证实验对象不受污染。

Ⅱ级生物安全柜：至少装置一个高效空气过滤器对排气进行净化，工作空间为经高效过滤器净化的无涡流的单项流空气。工作时柜正面玻璃推拉窗打开一半，上部为观察窗，下部为操作窗。外部空气由操作窗吸进，而不可能由操作窗口逸出。工作状态下遵守操作规程时既保证工作人员不受侵害，又保证实验对象不受污染。

Ⅲ级生物安全柜：至少装置一个高效空气过滤器对排气进行净化，工作空间为经高效过滤器净化的无涡流的单向流空气。正面上部为观察窗，下部为手套箱式操作口。箱内对外界保持负压，可确保人体与柜内物品完全隔绝。

四、病原体分离培养与接种技术

检测样品中的病原微生物时，通常需做分离培养，获得其纯培养物，再进一步鉴定或进行其他试验，以便提高其诊断或检测结果的准确性。

病毒必须在活细胞内才能增殖，常采用组织培养（含器官培养、移植培养和细胞培养三种基本类型）、鸡胚培养和动物接种法进行病毒的分离培养。适合不同病毒增殖的组织或细胞、鸡胚接种部位、接种动物可有所不同。病毒分离培养周期长、技术要求和费用较高，因而在病毒的病原学诊断中应用不多，通常应用于动、植物检疫或研究工作。

病原菌的分离培养若为无菌部位获取的材料（如血液、脑脊液等），可直接接种至液体或固体培养基；若为有正常菌群存在部位（如口腔、鼻腔或阴道等）所采取的标本，应接种至选择或鉴别培养基。接种后置37℃孵育，一般经16~24h大多可生长茂盛并形成肉眼可见的菌落或菌苔。布鲁菌、结核杆菌等少数细菌繁殖速度缓慢，分别需培养3~4周和4~8周才形成菌落。分离培养的阳性率往往高于直接涂片镜检，但需时较久。

病原体分离培养与接种鉴定等得以顺利进行的保障条件便是做好消毒与灭菌工作，而且可以说消毒与灭菌工作是始终贯穿生物检测技术的所有环节。

（一）消毒与灭菌技术

病原体的分离、培养与接种往往需要无菌操作，操作过程所需器材和试剂均需消毒与灭菌。消毒与灭菌均为将病原生物清除或杀灭的处理，但在程度上有所不同，因而其用途亦有所区别。将传播媒介上的病原生物清除或杀灭，使其达到无害化的处理，称为消毒。将传播媒介上的病原生物全部清除或杀灭的处理，称为灭菌。

消毒措施多用于卫生防疫以及对医院中不接触无菌组织类医疗器材和环境等的处理。因为各种病原微生物致病能力不同，各种消毒的应用要求亦不同，因此杀灭多少微生物始为安全，应随具体情况而定。

灭菌多用于医院中对需接触无菌组织的医疗器材，以及工业生产中对下次使用性无菌医疗器材和无菌药品的处理。在灭菌的实践中，大量产品的工业性灭菌时，对灭菌合格标准往往设定——容许有菌的灭菌保证水平，一般为10^{-6}，亦即是产品灭菌后有菌生长的几率不超过百万分之一。

1. 物理消毒与灭菌方法

物理消毒与灭菌效果可靠，并且不会残留有害物质，以物理阻留方式的过滤除菌亦为空气或水消毒中常用的方法。物理灭菌因子有：热力、紫外线和电离辐射等。近年来开始利用的杀菌因子有微波、脉动强光和等离子体等。

（1）热力灭菌

湿热杀菌：湿热对物品的热穿透力高，且水分的存在还可加速微生物蛋白质的变性，缩短微生物的热死亡时间，故在消毒与灭菌中使用最多。常用的湿热消毒与灭菌方法有：煮沸消毒、流通蒸汽消毒、巴氏消毒、间歇灭菌和压力蒸汽灭菌等。为改进污染器材的清洗消毒，研制和生产有同时进行清洗、消毒的清洗消毒柜等。

干热杀菌：干热对物品的穿透力与杀菌作用不及湿热，所需温度高（>160℃），时间长（1~3h），但对畏湿耐热物品的消毒与灭菌仍具有重要意义。常用的干热法有烘烤（电热）、红外线照射、烧灼、焚烧等。焚烧对废弃物更可兼有消毒与销毁的作用。

（2）紫外线灭菌

紫外线为非电离辐射，其杀菌力最强的波段为240~280nm（以253.7nm为代表）。紫外线灯管产生的紫外线还与产生的臭氧有协同杀菌作用，但却对人体有害。紫外线无法穿透 2mm 厚的普通玻璃（一般的窗玻璃厚 2.5mm）。有机玻璃或聚氯乙烯可将其阻挡 70%～90%，0.1～5.0mm 厚的果汁可阻挡 90% 以上。此外，紫外线具有明显的阴影效应，即对其照射阴影部位的微生物不具有杀灭作用。

（3）电离辐射灭菌

电离辐射灭菌常用的有 Co^{60} 照射装置和电子加速器照射装置。其中，多数用于对一次使用性医疗卫生产品的消毒和灭菌以及食品和中药的防腐、皮毛消毒等。

（4）过滤阻留灭菌

饮用水过滤消毒用的素瓷滤器、硅藻土滤器和石棉滤板的出现，使水的过滤消毒效果明显提高。近年使用微孔滤膜，孔径可小至 $0.2\mu m$ 以下，对细菌的滤除效果更为可靠，在工业和微生物实验室中已广为使用。

对空气中细菌滤除的方法中，除传统的滤材阻留法外，正在推广的还有利用静电阻留或等离子体阻留等原理制作的空气消毒、除尘设备。

（5）微波灭菌

微波可使物质中偶极子（如水分子）产生高频运动，从而将存在的微生物杀灭。我国在对微波杀菌性能系统研究的基础上，已分别开发出手术器械包灭菌和牙钻消毒的装置。

（6）强光脉冲波灭菌

强光脉冲波消毒技术可用于对包装外表面、空气和水的处理。其消毒原理是用相当于地面日光 20000 倍强度的白色光线做短暂的脉冲式照射，以便达到消毒目的。细菌经数次闪烁照射，当功率为 $1.5J/cm^2$ 时，可使金黄色葡萄球菌减少 10^7 以上；功率为 $4.0J/cm^2$ 时，可使枯草杆菌芽孢减少 10^7 以上。

（7）等离子体灭菌

等离子体为物质的第四状态，对微生物有良好的杀灭作用。现用灭菌装置有过氧化氢等离子体灭菌装置和过氧乙酸等离子体灭菌装置两种。该类设备可用于处理金属与塑料器材，但不适用于纺织品和液体。

2. 化学消毒与灭菌方法

化学消毒虽有杀菌效果不稳定、腐蚀物品、具刺激性和毒性以及环境污染等不足之处，但其消毒剂种类多、适用性广、使用方便等优点，故在消毒与灭菌中仍占有重要地位。

（1）液体消毒剂杀菌

液体消毒剂是指在使用时需配制为溶液的消毒剂。常用液体消毒剂按其化学成分与特性可分为：含氯消毒剂类、过氧化物类、醛类、醇类、酚类、含碘类、季铵盐类和其他类等消毒剂等。

戊二醛作为灭菌剂使用较为普遍,在碱性溶液下(pH7.6～8.6)杀菌作用较好,但稳定性差,为保证其杀菌效果,对其使用剂量多规定为2%,作用10h;含氯消毒剂可将细菌芽孢杀灭达到高水平消毒与灭菌要求。

二氧化氯原用于水的消毒,既可杀菌亦可去除化学污染物;三氯羟基二苯醚为无离子表面活性剂,对细菌繁殖体有良好的杀灭作用,且不受阴离子表面活性剂的影响,多复配于肥皂、洗发液、沐浴液中使兼有杀菌作用。

日本产"高氧化还原电位酸化水"发生器在有隔膜的电解槽中,将含有0.05%氯化钠的自来水电解成高氧化还原电位(1100mV以上)的酸性水(PH<2.7)。该水对细菌繁殖体有良好的杀菌作用,可用于医疗卫生消毒。

(2) 气体消毒剂杀菌

气体消毒剂是指在使用时为气体状态的消毒剂,大量用于物品灭菌处理。

用于灭菌的气体消毒剂有环氧乙烷、甲醛、臭氧、过氧化氢、过氧乙酸、二氧化氯等。目前使用最多的是环氧乙烷和甲醛。对气体消毒剂灭菌的监测,可使用程序监测法以及化学与生物指示器材。枯草杆菌黑色变种芽孢为环氧乙烷的指示用微生物,嗜热脂肪杆菌芽孢为甲醛的指示用微生物。

(3) 玻璃器皿及金属器材的清洗和消毒

玻璃器皿在消毒以前必须先浸入清水内,以洗洁精充分洗涤,用流水冲洗后再用蒸馏水浸泡,烘干后置于清洁液内浸泡1～3d,然后取出用流水冲洗干净,再蒸馏水冲洗10次,烘干以备消毒。清洁液分为强液和弱液。可以视需要而选用。配制方法如下:

弱液:重铬酸钾50g,蒸馏水1000mL,加温溶化,冷却后缓缓加入浓硫酸90mL。

强液:重铬酸钾120g,蒸馏水1000mL,加温溶化,冷却后缓慢地注入浓硫酸160mL。

由于清洁液的腐蚀性强,忌与金属器械接触。玻璃器皿用清洁液浸泡过后,须用流水冲洗,至完全被水冲掉为止。然后再将它们置于氢氧化钾稀释液内约1d,再取出先后经流水及蒸馏水冲洗,前者需12h,后者需2～4h,最后取出拭干以备消毒用。

接触过人工综合培养液的玻璃器皿,需要用固定的刷子和清洁液,在氢氧化钠酒精溶液(用甲醇或乙醇配制)中浸泡一夜后,再用流水和蒸馏水各洗一次,拭干以备消毒。

玻璃器皿的消毒方法是先将已经洗干净拭干的玻璃器皿,用纸包装好后,再置于烤箱180℃作用2h。消毒完后,待冷却取出,至玻璃器材彻底冷却后,移置于冰箱保存备用。

金属器材的消毒方法是将已经洗干净拭干的金属器材，用纸包装好再置于金属盒内，然后再置于烤箱180℃作用2h。

（二）培养基的制备技术

培养基的制备技术是进行各种微生物分离和鉴定的基础，不同的培养基或含不同营养物质的培养基可以支持不同微生物的生长。这样我们就可以根据微生物生长情况、生长特点以及进一步的实验或观察来定性或定量鉴定微生物。常用的培养基如下：

1. 肉膏汤培养基

成分：牛肉膏3g、蛋白胨10g、氯化钠5g、蒸馏水1000mL。

制法：将上述各成分混入蒸馏水中，用玻璃棒搅拌使溶解，必要时可稍加热，促其溶解。调至pH7.6，煮沸10in，补足失去水量，以滤纸过滤。分装后，高压蒸汽121℃灭菌20min。也可购买市售营养血液增菌液培养基，按说明配制，高压灭菌后即成。

用途：供一般细菌增菌培养用，亦可作为无糖基础液。

2. 营养琼脂培养基

材料：液体培养基、琼脂、洁净试管或无菌培养皿。

制法：于100mL的液体培养基内加入2~3g琼脂粉，加热溶化，调至pH7.4~7.6，分装后，高压蒸汽121℃灭菌20min。

如需制成琼脂平板，将肉汤琼脂融化后，待冷至50℃左右时，以无菌操作倾入无菌的培养皿内，倾入的量为平板底部高度的1/3，冷凝后即成。如需制备琼脂斜面，将肉汤琼脂融化，分装试管内，灭菌后趁热将试管斜置，冷凝后即成斜面培养基。实验室一般多使用商品化的干燥培养基，按说明配制即可。

用途：供一般细菌培养用，亦可作为无糖基础培养基。

3. 半固体培养基

成分：液体培养基、琼脂。

制法：于100mL液体培养基内加入0.3~0.5g琼脂，加热溶化，脱脂棉过滤。分装小试管（约1/3高度），塞好棉塞，高压蒸汽121℃灭菌20min，直立冷凝即成。

用途：保存一般菌种用，并可观察细菌的动力。

4. 血琼脂和巧克力色琼脂培养基

成分：营养琼脂100mL、新鲜脱纤维羊血5~10mL。

制法：将营养琼脂加热融化，待冷至50℃左右，以无菌手续加入脱纤维羊血（临用前37℃水浴箱预温）5～10mL，轻轻摇匀（勿有气泡），倾注无菌平皿内即成血琼脂平皿。

若待冷至85℃左右时，加入羊血，立即摇匀，并置85无水浴中继续摇动5～10min，血液的色泽由鲜红色转变为巧克力色。取出待冷至50℃左右，倾注于无菌平皿内即为巧克力色琼脂平皿。

用途：咽拭子培养、化脓性球菌及一般标本的分离培养。

5. 伊红美蓝琼脂培养基（简称EMB）

伊红美蓝琼脂培养基是分离肠道杆菌较常用的鉴别培养基之一。大肠杆菌因分解乳糖产酸使pH降低，致使伊红与美蓝相结合成紫红色化合物，故菌落呈紫黑色或紫红色且有金属光泽。但在碱性环境中，伊红与美蓝不能结合。因此，不分解乳糖的病原性肠道杆菌的菌落为无色、半透明。伊红和美蓝除上述指示剂作用外，并能抑制其他革兰阳性细菌生长。

成分：pH7.6肉膏汤琼脂100mL、乳糖1g、无菌2%伊红水溶液2mL、无菌0.5%美蓝水溶液1mL。

制法：将乳糖加至肉膏汤琼脂中，112Y灭菌20mino待冷至约50℃，加入伊红及美蓝溶液，混匀倾注平皿，冷凝后备用。实验室一般多使用商品化的干燥培养基，按说明配制。

用途：分离肠道致病菌用。

6. SS琼脂培养基

SS琼脂是分离沙门菌属及志贺菌属的强选择性培养基，故名。其成分中胆盐、柠檬酸钠和煌绿对大肠杆菌的生长、菌体蛋白的合成等具有较强的抑制作用，而对肠道病原菌则无明显抑制作用。柠檬酸铁能中和煌绿、中性红等染料的毒性。硫代硫酸钠能使大肠杆菌的红色菌落颜色鲜明，并能增强胆盐和柠檬酸钠的抑菌作用，中性红为指示剂，酸性时呈红色，碱性时呈淡黄色。大肠杆菌能分解乳糖产酸，因此菌落呈红色。一般肠道病原菌不分解乳糖，但利用蛋白胨产生碱性产物，所以菌落呈淡黄色。SS琼脂的配方较多，但原理基本一致。

一般实验室多使用商品化的干燥培养基配制。

成分：肉膏汤琼脂100mL、乳糖1g、胆盐0.85g、柠檬酸钠0.85g、硫代硫酸钠0.85g、10%柠檬酸铁水溶液1mL、1%中性红水溶液0.25mL、1%煌绿水溶液0.033mL。

制法：将肉膏汤琼脂溶于水中，加热溶解，再加入乳糖、胆盐、柠檬酸钠、硫代硫酸钠、柠檬酸铁，以微火加热，使其全部溶解。调至pH7.2。以纱布过滤，并补足失去水分，继续煮沸10min，加入中性红水溶液及煌绿水溶液。混匀后倾注平皿，冷凝后 4℃备用。

用途：培养分离沙门菌和志贺菌。

7. 麦康凯琼脂及山梨醇麦康凯琼脂

胆盐对部分非致病菌及革兰阳性菌的生长有抑制作用，但能促进某些革兰阴性致病菌的生长。又因含有乳糖和中性红指示剂，故分解乳糖的细菌（如大肠杆菌）菌落呈红色，不分解乳糖的细菌菌落无色。

成分：乳糖 10g、蛋白胨 20g、氯化钠 5g、胆盐 5g（或牛胆酸钠 4g 与去氧胆酸钠 1g）、1%中性红水溶液 5mL、琼脂 20g、蒸馏水 1000mL。

制法：将蛋白胨、氯化钠、胆盐溶于 500mL 水中，加热溶解，将琼脂加入余下的 500mL 水中加热溶解。将上述 2 液趁热混合，调至 pH7.4，用纱布过滤，按需要分装，115℃灭菌 20mino 待冷至约 50℃时按每 100mL 培养基中加入乳糖 1g 及无菌的 1%中性红水溶液 0.5mL，混匀后倾注平皿，冷凝后 4℃备用。

用途：培养分离肠道杆菌。

注：将山梨醇代替乳糖即制成山梨醇麦康凯琼脂。肠出血性大肠杆菌和某些致病性大肠杆菌不发酵或迟缓发酵山梨醇，使菌落呈无色。

8. 铁质双糖琼脂培养基

铁质双糖琼脂培养基（简称 KI）用于肠道病原菌检查时做可疑菌落的纯化分离及初步鉴定。其中酚红作为指示剂，如细菌分解糖产生酸，培养基即变为黄色。由于制作时是将葡萄糖和乳糖混合溶解于琼脂内，因此大多数肠道病原菌虽只分解葡萄糖产酸，也能使培养基全部变为黄色。但此时酸性产物的生成量较少（葡萄糖含量仅为乳糖量的 1/10），且丙酮酸被需氧菌进一步分解为 CO_2 和水，使酸性逐渐减弱。同时，细菌依靠脱氨酶与脱氨酶的作用，分解氨基酸生成氨和胺类碱性代谢产物，使培养基的斜面部分又重新转变为红（紫）色。此外，尚可观察是否产生硫化氢，因其遇铁盐即生成棕黑色的硫化铁。且琼脂较软，故在底柱部分尚可观察是否产生气体，细菌分解代谢产生的气体可使琼脂层破裂或形成气泡。

成分：蛋白胨 2g、氯化钠 0.5g、葡萄糖 0.1g、乳糖 1g、柠檬酸铁铵 0.05g、硫代硫酸钠 0.075g、琼脂 1.5g、0.2%酚红 1.25mL、蒸馏水 100mL。

制法：除糖和酚外，其他成分混合于水中加热溶解，调至 pH7.4～7.6，再加入糖类和指示剂混匀。过滤后以每管 3mL 分装于 11mm×100mm 试管中。一般实验室多使用商品的干燥培养基配制。

用途：鉴别肠道杆菌用。

9. 胆盐肉汤培养基

成分：牛肉膏 5g、氯化钠 5g、蛋白胨 10g、胆盐 3g、硫酸铝钾 0.3g、蒸馏水 1000mL、葡萄糖 20g、20%柠檬酸钠 20mL。

制法：除葡萄糖和柠檬酸钠外，将其余成分均加入蒸馏水中，加热溶解，调至 pH7.8，121℃灭菌 30min。再加入葡萄糖和柠檬酸钠混匀，溶解后分装于 20mm×180mm 的试管，每管 6~7cm 高，115℃灭菌 20min。

用途：用于血液增菌培养伤寒沙门菌和副伤寒沙门菌。

（三）病原微生物培养与接种技术

1. 细菌的一般接种技术

（1）琼脂平板划线法

划线接种的方式很多，要求通过划线而使混杂的几种细菌在琼脂平板表面分散开来；使个别的细菌能固定在一点，生长繁殖后形成单个菌落，以达到分离得纯种的目的。一般常用分区划线法。

右手持接种环在火焰上烧灼灭菌，待冷（稍待 5~10min），取细菌培养物（或病人材料）少许。

左手持琼脂平板底部，盖留在桌上，使培养基面尽量直立，以免空气中杂菌落入，并靠近火焰附近操作。右手握持沾菌的接种环涂布于琼脂平板之边缘上，继续用接种环按不同方向划开。划线时使接种环与平板表面约呈 45 度角轻轻接触。以腕力在平板做轻快的滑移动作，不可用力太大，以免划破琼脂平板，划线要求密集平行，充分利用平板表面，但不要交叉重复。

（2）琼脂斜面培养基接种法

此法通常是从平皿上挑取某一单个菌落转种至斜面培养基上，或从斜面培养基转至斜面培养基，主要用于细菌的转种分纯或扩大培养，使其增殖后用于鉴定或保存菌种。

自琼脂平皿转至斜面培养基：左手持待接种的斜面培养基，略倾斜，琼脂斜面部向上；右手持接种环，在火焰上灼烧灭菌，待冷；以右手拔取并夹持试管塞，将管口迅速通过火焰灭菌；用灭菌且冷却的接种环挑取单个菌落，迅速移入待接种的斜面培养基，自斜面底部向上划一直线，然后再由底部起轻轻向上蜿蜒涂布；接种毕，将管口迅速通过火焰上灼烧灭菌后，塞好塞子。置 37℃培养。

自斜面培养基转至斜面培养基：左手持菌种管与待接种的斜面培养基管，将两管并列，略倾斜，琼脂斜面部均应向上；右手持接种环，在火焰上灼烧灭菌，待冷；以右手手掌与小指，小指与无名指分别拔取并夹持两管塞子，将两管管口迅速通过火焰灭菌；用灭菌且冷却的接种环伸入菌种管，从斜面刮取菌苔少许，迅速移入待接种的斜面培养基管内，自斜面底部向上划一直线，然后再由底部起轻轻向上蜿蜒涂布；接种毕，将两管管口迅速通过火焰上灼烧灭菌后，塞好塞子。置37℃培养。

（3）液体培养基接种法

此法主要用于单糖发酵、靛基质试验等。接种方法基本同于斜面接种法。

按上述斜面接种法，以无菌操作程序分别取三种细菌培养物少许，接种于肉汤管中，先将沾菌的接种环在接近液面的管壁上轻轻研磨，使细菌混合于肉汤中。

37℃培养18~24h后，观察各种细菌的生长情况；大多数细菌在肉汤培养基中生长呈现均匀浑浊（大肠杆菌）；有的细菌沉淀于管底（如炭疽杆菌及链球菌），或生长在液面呈菌膜状（如枯草杆菌）。

（4）半固体培养基穿刺接种法

此法多用于双糖、明胶、半固体等培养基的接种。接种方法与斜面接种法相似。

按上述斜面培养基接种法，以无菌操作方法用接种针分别挑取细菌纯培养物少许或单个菌落，垂直刺入半固体琼脂培养基的中心，直至近管底处，但不必及于管底，随即循原线退出。

37℃培养18~24h后，观察细菌生长情况。具有鞭毛的细菌（如大肠杆菌）能从穿刺线向四周弥散生长，使整个培养基浑浊；细菌如无鞭毛（如葡萄球菌），则仅沿穿刺线生长。

（5）倾注培养法

本法适用于饮用水、牛乳、果汁等标本的细菌计数。若为固体检样则应以无菌操作经充分振摇或研磨做成1：10的匀浆，并置匀浆器中以8000~10000r/min 1min，做成1：10的匀浆稀释液。

先将营养琼脂熔化并冷至50℃左右。

取待检标本（原始标本或经适当稀释的标本）1mL置于直径为9cm的无菌平皿内。

倾入13~15mL上述琼脂，立即混匀，待冷凝后于37℃倒置培养18~24h，做菌落计数。

菌落计数时，可用肉眼观察，必要时需用放大镜检查。应选择菌落数在30~300的平皿作为菌落数测定的标准，求出同稀释度平皿的平均菌落数再乘以稀释倍数即为每毫升待测检样所含的活菌数（cfu/mL）。

2. 细菌的培养方法

(1) 一般培养法

此法又称需氧培养法。将已接种好的培养基置于37℃温箱中培养18～24h，一般细菌即可生长。少数难以生长的细菌需培养3～7d或更长时间。

(2) 二氧化碳培养法

此法是将某些细菌置于CO_2环境中进行培养的一种方法。产生CO_2的方法常用的有烛缸法和化学法。

烛缸法：将已接种细菌的培养基置于标本缸或干燥器内。缸口及缸盖涂以凡士林，放入适当长度的点燃的蜡烛于缸内，盖密盖。待30～60s蜡烛自行熄灭，此时缸内含CO_2 5%～10%。最后将容器置于37℃温箱中培养。

化学法：每升容积加入重碳酸钠0.4g浓盐酸0.35mL，分别将两试剂置于30～50mL大小的烧杯内，再放入标本缸或干燥器中，盖密盖后置37Y温箱培养。重碳酸钠与浓盐酸接触生成CO_2。

(3) 厌氧培养法

此法主要用于厌氧菌的分离培养。厌氧培养的方法很多，此处主要介绍庖肉基培养法和简易厌氧罐法。

庖肉基培养法：将庖肉基表面的凡士林微加热熔化，斜持试管，使凡士林粘附于试管一侧，再种入标本并轻摇使其充分混于肉渣内。再将凡士林微加热熔化并直立试管使覆盖于培养基表面，置37℃温箱培养2～4d后观察培养结果。如分离厌氧芽孢梭菌，可在标本接种后将培养基置于80～85℃的水浴中10min以杀灭其他杂菌。

简易厌氧罐法：此法采用普通干燥器或简易厌氧罐，将培养物放入其内，再按每升容积放入0.3g硼氢化钠（装入小烧杯中，加水10mL）、0.3g柠檬酸和0.35g碳酸氢钠（装入另一小烧杯中，加水10mL）以及钳粒2g、美蓝指示剂1支。硼氢化钠遇水产生氢气，经冷催化剂钳粒的催化与罐中的氧化合生成水，将罐内氧气耗尽。柠檬酸和碳酸氢钠作用生成$CO2$，供厌氧菌生K繁殖用。美蓝指示剂指示罐内厌氧状态。

3. 鸡胚接种培养法

许多微生物特别是病毒可在鸡胚某些组织内生长繁殖，以鸡胚接种病毒等微生物，操作简单，来源容易。准备鸡胚时应选择表面光泽干净、白色蛋壳（来亨鸡）的受精卵，其优点是易于观察鸡胚的生长情况，保存于5～10℃备用，以10d之内为佳。孵育时置38～39℃孵卵器内孵育，相对湿度40%～70%，每日翻动鸡胚1次。第4天起，用检卵灯观察鸡胚发育情况，淘汰未受精卵；受精卵可看出清晰的血管和鸡胚的暗影，随着转动鸡胚可见胚影活动。

随后每天观察 1 次,若出现胚动呆滞、胚影固定于卵壳或血管昏暗模糊者,表明鸡胚濒死或已死亡,需随时淘汰。生长良好的鸡胚一直孵育到适当的胚龄。常用的接种方法有以下 4 种。

(1) 绒毛尿囊膜接种法

选用 9~12d 胚龄的鸡胚,于照卵灯下标记胎位;于鸡胚旁近气室端选择无大血管处碘酒、乙醇消毒,用磨卵器在其部位卵壳上磨一条与卵纵轴平行的小槽,同时于气室用钢锥钻一小孔;将卵置于蛋架上,用针头或刀尖在小槽处轻轻刺破卵壳,切勿伤及绒毛尿囊膜;滴加无菌生理盐水一滴于壳膜上,用橡皮吸头紧接气室小孔吸气,以造成气室负压,使绒毛膜下沉,去壳膜后可见已形成人工气室。用注射器吸取 0.2~0.5mL 标本悬液滴于绒毛尿囊膜上,最后用熔化的石蜡或胶纸封口。将鸡胚横卧于 372 温箱中孵育。

(2) 尿囊腔接种法

选用孵育 9~12d 胚龄的鸡胚在照卵灯下,用铅笔画出气室和胎位,在鸡胚旁无大血管处做好标记,并用磨卵器将卵壳磨一小孔,用碘酒消毒,用注射器吸取标本悬液 0.2mL,由小孔斜刺进入 0.5cm 处注射,即达到尿囊腔,再以石蜡封孔置 37℃ 温箱中孵育。

(3) 羊膜腔接种法

选用孵育 12~14d 胚龄的鸡胚,在接种前一天将鸡胚气室朝上直立孵育,并标明胎位。接种时,用碘酒、乙醇消毒气室和胎位部分,在气室端开 0.6cm×1.0cm 方形天窗,不能损破壳膜,滴上一滴石蜡使卵壳透明,借手电筒靠卵侧照视,可清楚看到胎位。以 1mL 注射器穿破羊膜注射标本悬液 0.1~0.2mL,注射毕用玻璃胶纸封口,置 37℃ 温箱中直立孵育,不能翻动。在照卵灯下画出气室和胎位,垂直直立于蛋架上。

(4) 卵黄囊接种法

选用孵育 6~8d 鸡胚,利用照卵灯画出气室和胎位,并直立于蛋架上,气室端朝上,以碘酒、乙醇消毒,用无菌的钢锥在气室中央钻一小孔,用 1mL 注射器及 12 号针头吸取标本悬液 0.1~0.2mL,从气室小孔垂直刺入接种于卵黄囊内,深度 2~3cm,退出注射器,用溶化的石蜡封闭小孔,置 37℃ 温箱内培养,每天用照蛋灯检视一次,翻动两次。

4. 真菌培养法

(1) 真菌大培养法

常用沙保琼脂培养基培养,用于观察真菌菌落形态及色素的产生。酵母及酵母样真菌的接种方法如同细菌接种法,即用接种环或接种钩取材划线接种于斜面培养基表面即可,置 22~28℃ 或 37℃ 培养,2~3d 后观察生长情况。丝状真菌的接种应用接种钩取材，将琼脂表面划破，被检材料或标本点种在划破的琼脂处浅表面，如同种树一样。置22～28℃培养，1～2周观察生长情况。

（2）真菌小培养法

为观察真菌自然形态、结构特征及生长发育情况，常采用小培养法。真菌小培养的方法很多，以下主要介绍平皿点植法、玻片琼脂法和琼脂小块法。

平皿点植法：将琼脂平皿倒置于实验台上，左手拿起皿底使培养基面朝下，右手持续种针，挑取待测菌少量孢子，轻轻点种于琼脂平皿中心一点，或点种成1cm大小的三角形的三个点，单细胞真菌可用接种针划线接种成1cm大小的十字叉状。盖上无菌盖玻片，于25～28℃培养一定时间，置显微镜下观察（若不加盖盖玻片，可采用倒置方式培养，这样可避免真菌孢子散落在培养基上，使形成典型菌落）。

玻片琼脂法：在无菌载玻片上滴加少许沙保琼脂培养基，待冷凝后以划破琼脂法接种标本，盖上无菌盖玻片。置保持充分湿度的环境中，22～28℃培养。真菌生长后取出，先用低倍镜观察，再用高倍镜仔细观察菌丝和孢子形态。

琼脂小块法：于无菌平皿中倾注沙保琼脂培养基，待冷凝后以无菌操作将琼脂切成<0.5cm^{2}的小方块，置于无菌载玻片中央，然后在琼脂小块四周接种已纯化的真菌菌种，盖上盖玻片，置于有一定湿度的无菌环境中，22～28℃培养。可在培养的不同时期取出真菌生长后取出，置显微镜下观察。

此外，可先在培养物上滴加一滴95%乙醇脱水，待干后，滴加乳酸酚棉蓝溶液染色，菌丝和孢子均染成蓝色，使更易观察。

（3）丝状菌及酵母菌计数法

用于各类粮食原料、食品以及饮料中丝状菌和酵母菌的计数。

①采样：取样时要特别注意样品的代表性，并避免污染，所用的容器和工具都必须无菌。可根据采集的样品，采用不同的取样方式。如发酵食品、谷物加工制品、乳及乳制品、其他液体食品等，用无菌工具采集可疑霉变食品250g，装入无菌容器中送检。如为粮垛或粮囤，根据其大小和类型采用分层定点取样，一般可分为三层五点，或分层随机取样，即充分混合后约500g送检。

②方法：以无菌操作称取样品25g或25mL，放入含有225mL的无菌0.1%蛋白胨水的三角烧瓶中，振摇3min，制成1:10稀释液，用带橡皮乳头的1mL无菌吸管反复吹取50次，以使真菌孢子充分散开。取1:10稀释液1mL注入含9mL无菌水的试管中，另取一支1mL吸管吹吸混匀3次，即为1:100稀释液。按此操作方式依次做10倍递增稀释。由于孢子易于沉淀，稀

释过程应尽可能短。根据对样品污染情况的估计，选择3个合适的稀释度，在做10倍稀释的同时，分别吸取1mL稀释液于无菌平皿中，每个稀释度重复3个平皿，然后将冷至约45℃的虎红琼脂注入平皿中，充分混匀，待琼脂凝固后于25～28℃温箱倒置培养。3d后开始观察，共观察5d。

③计算方法：选择菌落数在10～50的平皿进行计数，同稀释度的3个平皿的菌落平均值乘以稀释倍数，即为每克或每毫升样品中所含丝状菌和酵母菌数。

④报告：以每克或每毫升样品中所含丝状菌和酵母菌菌落形成单位报告。

(4) 直接平皿分离计数法

该法适用于谷粒、坚果等颗粒状样品的真菌分离计数。

①样品表面除菌：取样品20～50g，放入250～500mL大小的玻璃瓶中，倒入适量的1%次氯酸钠溶液浸泡1～2min，倾出浸液，再用无菌蒸馏水洗涤多次，除去样品表面带的杂菌，以分离内部的真菌。最后将样品倒入铺有无菌吸水纸的平皿中，沥干，备用。

②方法：样品沥干后立即接种，视颗粒在每皿接种6～20粒，每份样品共接种50～100粒。

③培养：接种后将皿盖朝上于25～28℃培养5d。

④结果观察：观察并记录受真菌侵染的粒数，以受真菌侵染粒数与接种粒数之比的百分率表示侵染率。

5. 活体动物接种与感染技术

利用培养基增殖微生物固然有其很多优势，但是在许多情况下或许多病原体需要利用活体动物接种才能达到鉴定或最佳鉴定目的。

(1) 皮内接种法

该接种法注射部位以实验动物背部脊柱两旁为宜，最后选择白毛动物。用弯头剪去毛，消毒后，将皮肤绷紧，用1mL注射器，配上最小号针头，以针尖端斜面向上，平刺入皮肤内，慢慢注入接种物0.1～0.2mL，可见注射部位皮肤出现小圆丘形隆起。将针头斜面旋转向下再慢慢拔出，以防接种物溢出。

(2) 皮下接种法

注射部位多为腹股沟、腹中线处或背部，小白鼠还可选择尾根部。局部去毛消毒后，用左手拇指和食指轻轻提起或捏住局部皮肤，右手将注射器刺入提起的皮下，左手放松，将接种物缓缓注入（视动物大小注入0.2～2.0mL），此时可见注射的皮肤出现片状隆起，然后慢慢退出注射器，以防接种物外溢。

(3) 肌肉接种法

注射部位除禽类以胸部肌肉为宜外，其他实验动物以腿部肌肉为宜。由一人，抓住动物，局部去毛消毒后，由另一人将注射器刺入肌肉层内慢慢注入接种物0.2~1mL。

(4) 腹腔内接种法

①小白鼠腹腔接种法：接种者先用左手拇指和食指捏住小白鼠耳颈部皮肤，再用无名指和小指将其尾巴按在手心内，将小白鼠固定于手掌后，使其头部朝下腹部朝上，右手持注射器先刺入皮下，再刺过腹壁进入腹腔将接种物0.5~1mL注入。注入后，接种部位应无隆起。

②豚鼠腹腔接种法：一人先将豚鼠仰卧固定，让其头部朝下腹部朝上。另一人将豚鼠腹部去毛消毒。左手提起腹壁，右手将注射器刺入腹腔，放松左手，注入接种物1~3mL。

③家兔腹腔接种法：先将家兔固定在动物解剖台上。在家兔耻骨上缘约二指宽沿腹中线处，去毛消毒，先将针头平刺入腹腔皮下，再直立针头刺入腹腔，以防拔出针头后接种物外溢。

(5) 鼻腔内接种法

先将小白鼠放入带盖容器中，放入蘸有乙醚的棉球，将小白鼠做全身轻度麻醉，然后用注射器或毛细吸管吸少许，靠近鼻尖处将接种物滴入鼻腔，使其液滴随着实验动物的吸气被吸入呼吸道，一般滴入的剂量<0.05mL。

(6) 颅内接种法

①小白鼠颅内接种法：先将小白鼠做全身轻度麻醉（或不麻醉），用左手将小白鼠的头部和体部固定，切勿用力过大，以免窒息。消毒眼耳连线的中间处，将装有锋利针头的最短的结核菌素注射器垂直刺入2~3mm即进入颅腔，通过硬脑膜后感觉阻力完全消失。将接种物缓缓注入，切勿过快以免突然至颅内压增高，注射剂量<0.04mL。

②豚鼠或家兔颅内接种法：先将豚鼠或家兔头部固定，于两耳连线中间处前偏左或偏右处，去毛消毒并剪开一小口，用圆锥穿颅，再将注射器对准小口处刺入，将接种物慢慢注入，剂量一般<0.2mL。

(7) 静脉接种法

家兔宜做耳翼静脉接种，若做多次注射，应从耳尖处开始，以免因注射次数过多造成血栓，导致该条血管不好使用。豚鼠选用前肢外侧中央处或后腿外侧接近足趾处静脉接种。小白鼠选用尾根部两侧静脉，接种量一般<1.5mL。

(8) 口饲接种法

较简单的方法是将接种物混拌在食物中，喂饲实验动物，但不能精确计算食入的接种剂量。若必须较精确计算食入接种物的剂量，可采用胃管注入法。

若实验动物是小白鼠可将磨去针尖的腰椎穿刺针头装在注射器上,然后用左手固定小白鼠(腹腔内注射法),使小白鼠头部向上仰起。右手将针头经过口腔插入食道,将接种物注入。若为较大的动物,可用木板做成与实验动物口形相似形状的物体,中间钻一小孔,将其置入动物上下齿之间,以保持动物的嘴张开不能闭合。然后经小孔插入胃管或导尿管进入食道,再用注射器吸入接种物从胃管或导尿管注入。

接种动物的观察如下所示。

①动物接种后,应根据实验目的与要求,每天或每周观察一次。观察时,先校对卡片号,应准确无误,再观察实验动物的外表,有无异常表现。最后观察接种部位的局部反应和周围淋巴结情况。

②根据实验目的,必要时定时测量体温和体重的变化。

③根据目的与要求,检查实验动物的血象变化以及其他标本的实验指标,以判断病情。检查方法与人的相同。

④根据实验目的与要求,按规定日期进行实验动物的解剖,若实验动物不慎死亡,应立即进行解剖,观察病变情况。但解剖看不到病变时,应取肝、脾、肺进行组织切片,染色后在显微镜下观察。

五、检测标本制作技术

病原学检测技术的操作过程,大多需要首先将其待检样品制成质量合格的检测标本,再进行病原体的观测与鉴定,然后才能发出正确的检测或检疫报告。根据病原学检测标本的性质、用途、保存和制作方法的不同,可将病原学检测标本分为液浸标本、干制标本和玻片标本三大类型。

液浸标本:保存于固定液(如5%~10%的福尔马林或70%乙醇)中供肉眼观测鉴定的标本,称为液浸标本。病原体所致有关病变组织器官以及大型蠕虫均可制成液浸标本。

干制标本:经防腐、干燥处理后供肉眼观测、显微镜检或保存的标本,称为干制标本。主要用于节肢动物、吸虫的中间宿主螺类和甲壳动物等。

玻片标本:将病原体置于载玻片上加盖玻片封固,便于显微镜检、肉眼观测、鉴定或永久保存的标本,称为玻片标本。因检测或鉴定急需,将人或动物的血、粪、尿、痰、组织内或被污染的动、植物制品以及培养基中的病原体直接涂于载玻片上进行检测、观察和鉴定的标本,称为临时玻片标本;将病原体或有病原体寄生于人或动、植物的组织,通过压片或切成3~5μm薄片,经过固定、染色、脱水和透明等处理后,封固于载玻片或与盖玻片之间,便于随时检测、观察和鉴定或长期保存的标本,称为永久玻片标本。

永久玻片标本制作是病原学检测（含临床诊断、教学和科研等）中最常用的技术，包括标本采集以及标本固定、染色、分色、脱水和封固等基本制作工艺流程，因此予以重点介绍。

（一）标本的采集

标本的采集和送检应注意无菌操作，尽量避免其他病原生物的污染。病原生物体主要寄生于人和动物（含接种实验动物）的肠道、血液、内脏和肌肉等组织器官或组织细胞内以及携带病原体的动、植物制成或者被污染的食品中，因此，必须根据其寄生部位或者被污染食品的不同，采用不同的方法采集相应的检测标本（样品或材料）；寄生于肠道、腔道内的病原体可从排泄物或分泌物中获取；寄生于血液与骨髓内的病原体亦可通过抽取血液和骨髓穿刺获取；寄生于肝、肺、肌肉等组织内的人畜共患病原体则可通过组织活检、动物解剖、屠宰胴体采集或动物实验以及人工培养法获取；体外寄生病原体可从人或动物的体表、毛发或皮肤病变处以及它们的孳生地和栖息场所采集；还可从被病原体污染的动、植物制品中获取；尽可能采集病变明显部位的材料；采取局部病变的标本时，一般不宜使用消毒剂，必要时可用无菌生理盐水冲洗，拭干后再取材。采集微生物标本应尽量在使用抗生素之前进行，否则这种标本在分离培养时要加入药物拮抗剂，例如使用青霉素的加青霉素酶，使用磺胺药的加对氨苯甲酸。在送检过程中，除脑膜炎球菌等少数细菌以及溶组织内阿米巴滋养体要保温输送外，其他大多数病原生物标本可冷藏运送。粪便标本因含杂菌众多，常加入甘油缓冲盐水保存液；含原虫包囊或蠕虫卵的粪便，应用浓集法处理，收集沉渣用10%甲醛液保存。

（二）标本固定

固定是采用物理或化学的方法，使病原体在短时间内迅速死亡，原有形态和结构保持不变，易于着色，便于观察鉴定其种类。物理的方法一般采用加温（如热水烫）或干燥（如晾、烤）的方法，以固定和保存病原体。化学的方法是用化学试剂配成溶液来固定标本，这种溶液称为固定剂或固定液。标本制作常用的固定液分为单纯固定液与复合固定液两种。

1. 单纯固定液

常用单纯固定液有甲醛、甲醇、乙醇、升汞、苦味酸、冰醋酸和氯仿等。

甲醛：甲醛在常温下是一种具有强烈刺激性气味的无色液体，35%～40%甲醛水溶液称为福尔马林。渗透力较强，在固定或保存标本时，以35%～40%福尔马林为原液，将其稀释成5%～10%作为固定液。固定标本的时间一般不少于24h。

甲醇：又称木醇，主要用于血液涂片标本，浓度100%，时间1～3min。

固定后，不必冲洗即可染色。

乙醇：通称酒精，具有固定、保存和硬化标本的性能。固定病原体，浓度 70%～100%，时间 24h。

升汞：又称氯化高汞，能充分固定细胞核和细胞质，对病原体收缩较大，故常与冰醋酸混合使用。浓度 5% 或饱和水溶液，时间 1～6h。固定后必须用 1% 碘酒（70%，乙醇溶解）浸泡，再保存于 70% 乙醇中。

苦味酸：苦味酸在冷水的溶解度为 0.9%～1.2%，常用饱和水溶液固定标本，可与任何试剂混合使用。标本固定后需用 70% 乙醇（加少量碳酸锂则苦味酸黄色更易洗除）冲洗。

冰醋酸：冰醋酸能沉淀核蛋白，对染色质的固定效果良好，对组织有膨胀作用，常与易引起标本收缩的固定液混合使用。

氯仿：又称哥罗仿，具有麻醉作用，用于杀死固定节肢动物。

2. 复合固定液

最常用的复合固定液有鲍氏固定液、劳氏（Loss）固定液、肖氏（Schaudinn）固定液、布氏（Bless）固定液、甘油明胶封固液、洪氏树胶氯醛封固液和洪氏虫卵封固液等。

鲍氏固定液：饱和苦味酸水溶液 75mL、福尔马林 25mL、冰醋酸 5mL（固定时间 3～12h 或过夜，固定后用 50% 或 70% 乙醇冲洗至标本无色为止）。

劳氏固定液：饱和升汞水溶液 100mL、醋酸 2mL（固定时间 4～24h，固定后更换于 1% 碘酒，然后保存于 70% 乙醇内）。

肖氏固定液：饱和升汞水溶液 60mL、95% 乙醇 30mL、冰醋酸 10mL（固定肠原虫涂片用，时间 10～60min，固定后 50% 或 70% 乙醇换洗，再用 1% 碘酒除去升汞沉淀）。

布氏固定液：福尔马林 7mL、冰醋酸 3mL、70% 乙醇 90mL（为昆虫幼虫的良好固定剂，亦可固定小型吸虫和绦虫）。

甘油明胶封固液：白明胶 7g、甘油 50mL、石炭酸 1mL、蒸馏水加至 100mL（先将明胶溶于水中，2h 后加甘油与石炭酸，45℃ 搅拌 15min，过滤）。

洪氏树胶氯醛封固液：有 A 液－透明液和 B 液－封固液之分。A 液－透明液：阿拉伯树胶 8g、水合氯醛 80g、冰醋酸 4mL、甘油 12mL、蒸馏水 20mL；B 液－封固液：阿拉伯树胶 20g、水合氯醛 17g、冰醋酸 3mL、蒸馏水 20mL（称取阿拉伯树胶，加蒸馏水溶解，过滤。取水合氯醛研碎，加入甘油、冰醋酸混匀，再加入树胶液，充分搅拌，使水合氯醛溶解，密闭放置待用。标本应先用 A 液透明，再用 B 液封固）。

洪氏虫卵封固液：甘油10mL、福尔马林40mL、蛋清50mL（试剂混合振荡10min，静置待气泡消失，注入平皿中，再将平皿置于干燥器内至遗留原量1/2，密封保存）。

（三）标本染色

染色是根据理化作用的原理，通过吸附作用和阴、阳离子的结合作用，染色

物质（染料）吸附或结合在被染物质（病原体）上，使病原体各部结构着色后清晰显出，以观察鉴别其种类。

染料必须溶解于溶剂内成为溶液才能染色，这种溶液称为染液或染色剂。常用的溶剂有蒸馏水和乙醇。染制病原体标本常用的染色剂有盐酸卡红染色液、明矾卡红染色液、戴氏苏木素染色液、哈氏苏木素染色液、铁苏木素染色液、伊红染色液、快绿染色液、中性红染色液、甲酚紫染色液和碱性复红染色液等。

有些染料不能直接使病原体细胞与组织很好地着色，必须另用其他试剂处理后才能染上颜色，此称为媒染。凡能促进染色，而又可与染料和组织结合的药品，称为媒染剂，如铁、锂、机、硼等金属盐类。

对染色标本的颜色加以分化，淡化或脱去不应着色组织的颜色，加深应着色部分的颜色，使其形态结构更加清晰，这一过程称为分色。分色所用的试剂称为分色剂（又名脱色剂）。例如盐酸、醋酸等。

染色方法有活体染色法和死体染色法两种。活体染色法是临时观察病原体生活时的形态构造之用，即将标本置于载玻片上，加染液染色后覆盖玻片镜检。死体染色法应先将病原体固定后再进行染色。不同病原体以及病原体不同发育阶段和不同结构所用染色液和染色方法各不相同。

（四）标本脱水

脱水与脱水剂：染色标本必须浸入透明剂中使病原体透明才能清晰地观察形态结构，在此之前要先除尽其内的水分，这一除水过程称为脱水。脱水用的试剂称为脱水剂。常用的脱水剂为乙醇。

脱水方法：将标本浸泡于乙醇中，为避免其较快的穿透力所致的标本收缩作用，应从低浓度逐渐过渡到高浓度，通常由20%开始，逐级（30%、40%、50%、60%、70%、80%、90%、95%）升至100%。

（五）标本透明

将脱水后的标本置于透明剂内，使其渗入病原体内的过程称为透明。透明用的试剂称为透明剂。常用的透明剂有二甲苯和冬青油。还有一些水溶性的透明剂如甘油、石炭酸、乳酸、水合氯醛制剂等。

将脱水后的标本置于预先配好的二甲苯或冬青油与纯乙醇各半（1∶1）的混合液中浸泡 10～20min，再更换于纯的二甲苯或冬青油中，使透明剂逐渐渗入病原体内，透明时间二甲苯 5～10min，冬青油 20～30min。标本在纯的透明剂内透明后，即可进行封固。

（六）标本封固

将病原体置于滴有封固剂的载玻片上，覆上盖玻片的过程称为封固。封固有干封与湿封之别。干封是经染色、脱水、透明后，将标本用加拿大树胶或中性树胶封藏于载玻片和盖玻片之间，待干后即可用显微镜检查，此类标本可长期保存。湿封是不经脱水手续而直接由水或保存液内取虫体置于玻片上，加封固剂进行封片。其所使用的封固剂必须是水溶性的如甘油明胶、阿拉伯树胶制剂等。在覆上盖玻片后，最好在盖片的周围用石蜡、树胶、油漆等封固，则可保存较长时间。

封固剂有干性封固剂和湿性封固剂之分。常用的干性封固剂有加拿大树胶和中性树胶两种，常用的湿性封固剂有各种溶液、甘油明胶、纯甘油、水合氯醛阿拉伯树胶制剂等。

第二章　电泳检测技术

第一节　琼脂糖凝胶与聚丙烯酰胺凝胶电泳

一、电泳检测技术总论

(一) 电泳检测技术介绍

电泳检测技术是指利用带电颗粒在电场中能向异性电极泳动这一现象来分离、纯化或分析检测供试品的一种生物化学技术。一般用于生物大分子物质核酸、蛋白质等的检测。

(二) 电泳检测技术的原理

许多生物分子都带有电荷，在电场作用下可发生移动，由于混合物中各组分所带电荷性质、数量以及相对分子质量各不相同，使在同一电场作用下，各组分的泳动方向和速率也各有差异，所以在一定时间内它们移动距离不同，从而可达到分离鉴定的目的。

(三) 电泳的分类

按支持物的物理性状不同，区带电泳可分为：滤纸及其他纤维（如醋酸纤维、玻璃纤维、聚氯乙烯纤维）薄膜电泳；粉末电泳，如纤维素粉、淀粉、玻璃粉电泳；凝胶电泳，如琼脂、琼脂糖、硅胶、淀粉胶、聚丙烯酰胺凝胶电泳等；丝线电泳，如尼龙丝、人造丝电泳。

按支持物的装置形式不同，区带电泳可分为：平板式电泳，支持物水平放置，是最常用的电泳方式；垂直板式电泳，聚丙烯酰胺凝胶常做成垂直板式电泳；垂直柱式电泳，聚丙烯酰胺凝胶盘状电泳即属于此类；连续液动电泳，首先应用于纸电泳，将滤纸垂直竖立，两边各放一电极，溶液自顶端向下流，与电泳方向垂直。

二、琼脂糖凝胶电泳

（一）琼脂糖凝胶

琼脂糖是线性的多聚物，基本结构是1，3连结的β－D－半乳糖和1，4连结的3，6－内醚－L－半乳糖交替连接起来的长链多糖聚合物。

琼脂糖在水中一般加热到90℃以上溶解，温度下降到35～40℃时形成良好的半固体状物质即为琼脂糖凝胶。琼脂糖的凝胶性是由存在的氢键所致，凡是能破坏氢键的因素都能导致凝胶性的破坏。琼脂糖具有亲水性，并几乎完全不存在带电基团，对敏感的生物大分子极少引起变性和吸附，是理想的惰性载体。琼脂糖冷却后成为孔径范围从50nm到大于200nm的大网孔径凝胶。由于孔径较大，对一般蛋白质不起分子筛作用，该电泳技术是目前分离、分析DNA片段的标准方法。

（二）核酸琼脂糖凝胶电泳的检测原理

琼脂糖凝胶电泳是基因工程实验室中分离鉴定核酸的常规方法。核酸是两性电解质，其等电点为pH2～2.5，在常规的电泳缓冲液中（pH约8.5），核酸分子带负电荷，在电场中向正极移动。核酸分子在琼脂糖凝胶中泳动时，具有电荷效应和分子筛效应，但主要为分子筛效应。

（三）影响核酸琼脂糖凝胶电泳的主要因素

1. 核酸的分子大小

线状双链DNA分子在一定浓度琼脂糖凝胶中的迁移速率与DNA分子质量对数成反比，分子越大则所受阻力越大，也越难以在凝胶孔隙中移动，因而迁移得越慢。

2. 核酸分子的构象

当DNA分子处于不同构象时，它在电场中移动距离不仅和分子质量有关，还和它本身构象有关。相同分子质量的线状、开环和超螺旋质粒DNA在琼脂糖凝胶中移动的速度是不一样的，超螺A旋DNA移动得最快，而开环状DNA移动得最慢。如在电泳鉴定质粒纯度时发现凝胶上有数条DNA带难以确定是质粒DNA不同构象引起还是因为含有其他DNA引起时，可从琼脂糖凝胶上将DNA带逐个回收，用同一种限制性内切酶分别水解，然后电泳，如在凝胶上出现相同的DNA图谱，则为同一种DNA。

3. 电源电压

在低电压时，线状DNA片段的迁移速率与所加电压成正比。但是随着电场强度的增加，不同分子质量的DNA片段的迁移率将以不同的幅度增长，片段越大，因电场强度升高引起的迁移率升高幅度也越大，因此电压增加，琼脂糖凝胶的有效分离范围将缩小。要使大于 2kb 的 DNA 片段的分辨率达到最大，所加电压不得超过 5V/cm。在一般进行 PCR 结果检测时，为了更快地得到检测结果，电压一般设定到 80V/cm 左右进行电泳。但是在加入检测结果条带较多，如进行分子标记结果检测时，一般要求电压 5V/cm，这样跑出的电泳条带很清晰且漂亮。

4. 离子强度影响

电泳缓冲液的组成及其离子强度影响 DNA 的电泳迁移率。在没有离子存在时（如误用蒸馏水配制凝胶），电导率最小，DNA 几乎不移动；在高离子强度的缓冲液中（如误加 10×电泳缓冲液），则电导率很高并明显产热，严重时会引起凝胶熔化或 DNA 变性。

5. 核酸染料

在核酸电泳中，最常用的染料是溴化乙锭（Ethidium bromide，EB），其能插入 DNA 分子中形成复合物，在波长为 254nm 紫外光照射下 EB 能发射荧光，而且荧光的强度正比于核酸的含量，如将已知浓度的标准样品作电泳对照，就可估算出待测样品的浓度。由于溴化乙锭有致癌的嫌疑，所以现在也开发出了安全的染料，如 Sybergreen（双链嵌合荧光染料）、GoldView（一种新型核酸染料）、Genefinder（一种新型核酸染料）等。但是其染色效果总的来说都不如溴化乙锭好。

6. 不同类别和浓度的凝胶

常规的水平式琼脂糖凝胶电泳适合于 DNA 和 RNA 的分离鉴定；但经甲醛进行变性处理的琼脂糖电泳更适用于 RNA 的分离鉴定和 Northern 印迹杂交，因为变性后的 RNA 是单链，其泳动速度与相同大小的 DNA 分子质量一样，因而可以进行 RNA 分子大小的测定，而且染色后条带更为锐利，也更牢固结合于硝酸纤维素膜上，与放射性或非放射性标记的探针发生高效杂交。根据分离核酸片段的大小，在分离时选用不同浓度的琼脂糖凝胶。

（四）琼脂糖凝胶电泳常用仪器设备

琼脂糖凝胶电泳常用的仪器设备主要包括电源、电泳仪、缓冲液（主要是 TAE）、琼脂糖凝胶、微量移液器、染料等。

（五）琼脂糖凝胶电泳的操作步骤

用胶带将洗净、干燥的制胶板的两端封好，水平放置在工作台上。调整好梳子的高度。开始配制琼脂糖凝胶，称取 0.24g 琼脂糖于 30mL 的 0.5×TBE 中，在微波炉中使琼脂糖颗粒完全溶解。冷却到 60℃左右，加入溴化乙锭（EB）（取自配制的 10mg/mL 的储备液，4℃存放），最后浓度 0.5mg/mL，摇匀后，冷却至 45～50℃时倒入制胶板中，使其厚度约为 3mm。室温放置 30

~45min 后，溶液凝固形成凝胶，小心拔去梳子，撕下胶带，即制成琼脂糖凝胶板。使琼脂糖凝胶板平移至电泳槽中，加样孔在负极，缓慢加入 0.5×TBE 缓冲液，使液面浸没胶面 1mm 左右。将电泳样品与上样缓冲液混合，依次点入加样孔中。接通电源，使其维持在 6V/cm 左右，一般电压为 5~15V/cm，当溴酚蓝移至阳极端时，关闭电源。取出胶板，在 254nm 紫外灯下观察，凝胶内加入的 EB 会渗入 DNA 分子内，在紫外灯下呈现红色荧光区带，以此确定核酸存在的位置。观察结果，并照相记录。

三、聚丙烯酰胺凝胶电泳

(一) 聚丙烯酰胺凝胶电泳介绍

聚丙烯酰胺凝胶是由丙烯酰胺（简称 Acr）单体和少量交联剂甲叉双丙烯酰胺（简称 Bis）通过化学催化剂（过硫酸铵），四甲基乙二胺（TEMED）作为加速剂或光催化聚合作用形成的三维空间的高聚物。聚合后的聚丙烯酰胺凝胶形成网状结构。具有浓缩效应、电荷效应、分子筛效应。它是一种垂直式电泳，聚丙烯酰胺凝胶分为两部分，上部分是浓缩胶，一般浓度较稀（5%左右），主要起浓缩样品的作用；下部分是分离胶，一般来说浓度较大（12%左右），主要起分离样品的作用。

由于在聚丙烯酰胺凝胶电泳过程中经常加入离子去污剂和强还原剂（SDS 即十二烷基硫酸钠），蛋白质亚基的电泳迁移率主要取决于亚基分子质量的大小（可以忽略电荷因素），避免了构象对电泳迁移速度的影响，因此聚丙烯酰胺凝胶电泳又称为 SDS-PAGE。

(二) SDS-PAGE 的基本原理

SDS-PAGE 是在蛋白质样品中加入 SDS 和 β-疏基乙醇的样品处理液，SDS 是一种很强的阴离子表面活性剂，它可以断开分子内和分子间的氢键，破坏蛋白质分子的二级和三级结构。强还原剂 β-疏基乙醇可以断开二硫键，破坏蛋白质的四级结构。使蛋白质完全变性，解聚成单链分子。SDS 与解聚后的单链充分结合，形成带有大量负电荷的蛋白质-SDS 复合物。

蛋白质分子结合 SDS 阴离子后，所带负电荷的量远远超过了它原有的净电荷，从而消除和遮盖了不同种类蛋白质间原有分析构象和电荷的差异。蛋白质的电泳迁移率主要决定于亚基的相对分子质量，而与其原有电荷和形状无关。

(三) SDS-PAGE 的分离效应

1. 浓缩效应

浓缩胶的孔径大，分离胶的孔径小。在电场的作用下，蛋白质颗粒在大孔径的浓缩胶中泳动时遇到的阻力小，移动快。而在小孔径的分离胶中泳动时遇到的阻力大，移动慢。因此，在两层凝胶的交界处，由于凝胶孔径的不连续性使样品迁移受阻而压缩成很窄的区带。

2. 电荷效应

当样品进入分离胶后，由于每种蛋白质所带的电荷多少不同，因而迁移率也不同。表面电荷多，则迁移快，反之则慢，因此各种蛋白质因迁移速率不一而以一定顺序排列成一个个区带，在凝胶中得以分离。

3. 分子筛效应

电场中，颗粒小，呈球形的样品分子泳动速率快；颗粒大，形状不规则的分子通过凝胶孔洞时受到的阻力大，泳动慢。所以受阻滞的程度不同而表现出不同的迁移率。

（四）聚丙烯酰胺凝胶电泳常用的仪器设备

聚丙烯酰胺凝胶电泳使用的仪器设备主要有电泳槽、电泳仪、凝胶架、玻璃板、插孔梳、固定玻璃板装置、点样辅助梳等。

（五）主要操作流程

聚丙烯酰胺凝胶电泳主要操作过程包括组装电泳操作装置→制备分离胶和浓缩胶→制备样品→加样电泳→固定→染色→脱色→观察→计算。

配制 SDS-PAGE 所需的各种试剂。将平板玻璃洗净烘干，组装在一起，在缝隙加入 1.5％琼脂封边。迅速在两玻璃板的间隙中灌注丙烯酰胺溶液，留出灌注浓缩胶所需空间（梳子的齿长再加 0.5cm）。再在胶液面上小心注入一层水（2～3mm 高），以阻止氧气进入凝胶溶液。分离胶聚合完全后（约 30min），倾出覆盖水层，再用滤纸吸净残留水。

制备浓缩胶：按所需浓度需加入的量进行配制，一旦加入 TEMED，马上开始聚合，故应立即快速旋动混合物并进入下步操作。

立即在浓缩胶溶液中插入干净的梳子。小心避免混入气泡，再加入浓缩胶溶液以充满梳子之间的空隙，将凝胶垂直放置于室温下。

在等待浓缩胶聚合时，可对样品进行处理，在样品中按 1：1 体积比加入样品处理液，在 100℃加热 3min 以使蛋白质变性。

浓缩胶聚合完全后，小心移出梳子。把凝胶固定于电泳装置上，上下槽各加入 Tris-甘氨酸电极缓冲液。必须设法排出凝胶底部两玻璃板之间的气泡。

按预定顺序加样，加样量通常为 10～25μL（1.5mm 厚的胶）。

将电泳装置与电源相接，浓缩胶所加电压为 8V/cm。当染料前沿进入分离胶后，把电压提高到 15V/cm，继续电泳直至溴酚蓝到达分离胶底部上方约 1cm，然后关闭电源。

从电泳装置上卸下玻璃板，用刮勺撬开玻璃板。紧靠最左边一孔（第一槽）凝胶下部切去一角以标注凝胶的方位。

在两侧溴酚蓝染料区带中心，插入细铜丝作为前沿标记。

加入固定液中固定 1h 以上，以固定其中的蛋白质成分。

1h 之后，加入考马斯亮蓝染液，在固定的同时进行染色，染色时间超过 4 小时为宜。

换脱色液脱色，在水平摇床上脱色 3~10h，更换多次脱色液，直到背景清楚。

对凝胶进行拍照，或将凝胶干燥成胶片。

以蛋白质相对分子质量标准物的对数相对迁移率作图，得到标准曲线。根据待测蛋白质样品的相对迁移率，从标准曲线上查出其相对分子质量。

（六）聚丙烯酰胺凝胶电泳中常见的问题及解决方法

1. 纹理和拖尾现象

由于样品溶解不好引起的，克服的方法可以在加样前离心，增加一些增溶辅助试剂如尿素。

2. 蛋白带过宽

与邻近泳道的蛋白带相连是由于加样量太多，可以减少上样量。

3. 指示剂成微笑符号

说明凝胶不均匀冷却，中间部分冷却不好，导致分子有不同的迁移率所致。

4. 凝胶时间不对

通常胶在 30min 至 1h 内凝固。如果凝得太慢，可能是 TEMED、AP 剂量不够或者失效。AP 应该现配现用，TEMED 不稳定，易被氧化成黄色。如果凝得太快，可能是 AP 和 TEMED 用量过多，此时胶太硬易裂。

第二节 蛋白质双向电泳、纸电泳和毛细管电泳

一、蛋白质双向电泳

双向电泳是一种分析从细胞、组织或其他生物样本中提取的蛋白质混合物的有力手段，已得到广泛应用。这项技术利用蛋白质的两种特性，分两步将不同的蛋白质分离。

第一步骤为等电聚焦（IEF），即根据蛋白质的等电点（pI）差异将蛋白质

分离。第二步骤为十二烷基硫酸钠－聚丙烯酰胺凝胶电泳（SDS－PAGE），即利用蛋白质的分子质量差异将蛋白质分离。双向凝胶电泳结果中的每个蛋白质点都对应着样本中的一种蛋白。因此，可将上千种不同的蛋白质分离开来，并得到每种蛋白质的等电点、表观分子质量和含量等信息。目前，这项技术已经成为蛋白质组学研究的一个主要方法，和质谱技术一起成为了鉴定蛋白质差异表达的十分重要的手段。

（一）双向电泳实验步骤

1. 样本制备

正确的样本制备对于良好的双向电泳结果是十分重要的。

2. Immobiline Dry Strip 干胶条水化

进行等电聚焦电泳（IEF）之前，必须加入恰当的添加物，使 Immobiline Dry Strip 干胶条溶胀。

3. 等电聚焦电泳（IEF）

第一向 IEF 电泳在平板电泳系统中进行，电泳时采用超高电压和主动温度控制。

4. Immobiline Dry Strip 干胶条平衡

将样本胶条在含有 SDS 的平衡液中进行平衡处理，以便第二向分离。

5. 十二烷基硫酸钠－聚丙烯酰胺凝胶电泳（SDS－PAGE）

样本胶条进行第二向 SDS－PAGE 凝胶电泳。

6. 显影

对第二向凝胶基质上的蛋白质斑点进行染色，使之显影。如果蛋白质经预先标记过，就可以通过放射自显影，或紫外线照射，或荧光显像的方法使蛋白质斑点显影。

7. 分析

对样本双向电泳斑点结果进行分析。

（二）双向凝胶电泳各个步骤的原理及注意事项

1. 样品的制备

要得到良好的双向电泳结果，适当的样本制备是很重要的。尽量使样本中的蛋白质完全溶解、分离、变性、还原。在设计某种样本制备方案时，必须对双向电泳最终要达到怎样的结果有清晰的把握。样本制备过程中，增加步骤能提高电泳最终结果的质量，但同时也能导致一些蛋白选择性的丢失。所以必须充分考虑提高样本质量和样本的完全分离之间的相互关系，权衡利弊。要想在复杂的蛋白质混合物中辨别出特定的蛋白质，必须使那些感兴趣的蛋白质在电泳条件下完全裂解。裂解不同种类的蛋白质样本应采用不同的处理和条件：一些蛋白质在天然条件下与膜、核酸及其他蛋白质形成复合物；一些蛋白质形成各种非特异性的集合体；一些蛋白质一旦离开其正常环境就会发生沉淀。裂解的效果取决于细胞破碎的方法、蛋白质浓缩和裂解的方法、去污剂的选择以及样本溶液的组成。

(1) 细胞破碎、避免蛋白质水解、样本分级

为了对细胞内蛋白做全面分析，必须有效地破碎细胞。细胞破碎方法的选择
依赖于样本是来源于细胞悬液、实体组织还是其他生物材料，以及是否要分析细胞内所有蛋白质或仅仅是细胞内的一部分蛋白质。当细胞被破碎后，蛋白酶就被释放出来或被激活。由于蛋白酶的作用，会使蛋白质分解，使双向电泳的最后结果复杂化，所以，必须避免这个问题。如果可能的话，应直接将样本在强变性液中裂解，用 8mol/L 尿素、10% TCA 或 2% SDS 来抑制蛋白酶。低温下蛋白酶的活性低，因此建议在样本制备时尽可能地在低温下进行。此外，样本在制备过程中，通常在 Tris 碱、碳酸钠或碱性载体两性电解质存在的条件下，蛋白酶能得以有效抑制。

如果只对组织或细胞中的一部分蛋白质感兴趣，在样品制备过程中可以采取样本分级的方法。

如果想要分析的蛋白质来源于某一亚细胞单位（如细胞核、线粒体、质膜等），可以在蛋白质裂解之前采取差速离心或其他方法将感兴趣的细胞器纯化。还可以在双向电泳前，将样本在不同的提取条件下利用溶解性的不同进行样本分级。

(2) 蛋白质的沉淀和去除干扰物质

在全细胞裂解液中，各种蛋白质的浓度范围差异很大，并呈动态变化，这种情况下，高丰度蛋白质就有可能掩盖低丰度蛋白质。有效的蛋白质组学分析应当既包括将高丰度蛋白质分离，也包括富集低丰度蛋白质以达到可以检测到的水平。通过这种处理，提高了样本分析的分辨率，使双向电泳图像不至于过分拥挤，简化结果分析与解释，增加发现具有诊断或治疗价值蛋白质的机会。

沉淀样本中的蛋白质及去除干扰物质并非必需的步骤，是否采用这两个步骤依赖于样本的特性和实验目的。

2. 第一向：等电聚焦电泳 （IEF）

蛋白质是双性分子，会根据 pH 环境不同而带正电荷、负电荷或不带电荷。只有在某一 pH 时，蛋白质的净电荷为零，此 pH 即为该蛋白质的等电点。在电场中，蛋白质分子在大于其等电点的 pH 环境中以阴离子形式向正极移动，在小于其等电点的 pH 环境中以阳离子形式向负极移动。如果在 pH 梯

度环境中将含有各种不同等电点的蛋白质混合样品进行电泳,不管混合蛋白质分子的原始分布如何,都将按照它们各自的等电点大小在 pH 梯度某一位置进行聚集,聚焦部位蛋白质的净电荷为零,测定聚焦部位的 pH 即可知道该蛋白质的等电点。由于 pH 梯度的变化程度和电场的强度决定了分离效果,为了得到最好的效果,IEF 一般在变性条件下进行。

3. 第二向：十二烷基硫酸钠－聚丙烯酰胺凝胶电泳（SDS－PAGE）

SDS－PAGE 是一种根据蛋白质分子质量分离蛋白质的方法。它是在含有变性剂 SDS 的聚丙酰胺凝胶上实现的。SDS 是一种阴离子表面活性剂,当在蛋白质溶液中加入足够量的 SDS 时,形成了蛋白质－SDS 复合物,使得蛋白质从电荷和构象上都发生了改变。SDS 使蛋白质分子的二硫键还原,使各种蛋白质－SDS 复合物都带上相同密度的负电荷,而且它的量大大超过了蛋白质分子原来的电荷量,因而掩盖了不同种蛋白质间原有的天然电荷差别。在凝胶中的迁移不再受蛋白质原来电荷和形状的影响,而仅取决于分子质量大小,从而可通过 SDS－PAGE 来测定蛋白质的分子质量。

第二向电泳包括 4 步：

第一步,SDS－PAGE 凝胶制备。

第二步,IPG 胶条在 SDS 缓冲液中的平衡。

第三步,将平衡好的 IPG 胶条放在 SDS－PAGE 凝胶上。

第四步,凝胶电泳。

4. 染色

目前,有很多方法来检测双向凝胶上所分离的蛋白质,主要方法是银染、考马斯亮蓝染色。以下将主要介绍这两种方法。

（1）银染

银染是一种非常灵敏的非放射性核素的方法（低于 1ng）。银染方法比较复杂,步骤较多,使用的试剂也较多,而且试剂纯度非常重要。最好采用专用的试剂盒,试剂盒中的试剂能够保证银染的特异性。PlusOne 蛋白银染试剂盒是一种灵敏度高、使用方便的试剂盒。在敏化步骤中不加戊二醛,以及在硝酸银溶液中不加甲醛,虽然灵敏度有所降低,但更能与质谱分析兼容。

（2）考马斯亮蓝染色

灵敏度比银染低 50～100 倍,但方法简单,且比银染定量准确。需要用光密度仪测定蛋白的相对分子质量时,最好使用考马斯亮蓝染色。

5. 图像的获取和分析

（1）获取

双向凝胶上蛋白质的呈现有多种方法,这些方法都必须具备图像采集技术，能检测出不同的显色、放射性、荧光信号。获得双向电泳凝胶图像的主要设备为文件扫描仪、CCD 成像仪、激光密度计。

（2）分析的一般步骤

图像成像和操作→点的定量与检测→点匹配→编辑匹配→分子质量和等电点校准→合成胶与平均胶→标准化→数据分析→凝胶注解。

二、纸电泳

本法是最早应用的一种电泳技术，目前已逐渐为其他类型的电泳技术所取代，但由于设备简单，材料便宜，操作简便，仍然有一定的实用价值，所以仍被药典所收载。

纸电泳法是以滤纸作为电泳的支持介质，通常所用的就是一般的层析滤纸，如进口的 whatman 滤纸和国产的新华滤纸。按装置不同，纸电泳法有三种类型，即水平式纸电泳法；倒 V 字形纸电泳法；连续式纸电泳法，现将药典收载的水平式纸电泳法的操作方法介绍如下。

（一）纸电泳仪器装置

包括电泳室及直流电源两部分。常用的水平式电泳室装置包括两个电泳槽和一个可以密封的玻璃（或相应材料）盖；两侧的电泳槽均用有机玻璃（或相应材料）板分成两部分；外格装有铂电极（直径 0.5～0.8cm）；里格为可放滤纸的有机玻璃电泳槽架，此架可从槽中取出；两侧电泳槽内的钳电极经隔离导线穿过槽壁与外接电泳仪电源相连。电源为具有稳压器的直流电源，常压电泳一般在 100～500V，高压电泳一般在 500～10000V。

（二）纸电泳操作步骤

配制电泳缓冲液：柠檬酸盐缓冲液（pH3.0）：取柠檬酸（$C_6H_8O_7 \cdot H_2O$）39.04g 与柠檬酸钠（$C_6H_5Na_3O_7 \cdot 2H_2O$）4.12g，加水 4000mL，使溶解。

制备滤纸：取色谱滤纸置 1mol/L 甲酸溶液中浸泡不少于 12h，次日取出，用水漂洗至洗液的 pH 不低于 4，置 60℃烘箱烘干，备用。可按需要裁成长 27cm、宽 18cm 的滤纸，或根据电泳室的大小裁剪，并在距长度方向一端 5～8cm 处划一起始线，每隔 2.5～3cm 处做一记号备点样用。

点样：有湿点法和干点法。

湿点法是将裁好的滤纸全部浸入柠檬酸盐缓冲液（PH3.0）中，湿润后，取出，用滤纸吸干多余的缓冲液，置电泳槽架上，使起始线靠近阴极端，将滤纸两端浸入缓冲液中，然后用微量注射器精密点加供试品溶液，每点 10mL，共 3 点，并留 2 个空白位置。

干点法是将供试品溶液点于滤纸上,吹干,再点,反复数次,直至点完规定量的供试品溶液,然后用喷雾器将滤纸喷湿,点样处最后喷湿,本法适用于稀的供试品溶液。

电泳:于电泳槽中加入适量电泳缓冲液,浸没铂电极,接通电泳仪稳压电源挡,调整电压梯度为 18~20V/cm,电泳约 1h45min,取出,立即吹干,置紫外光灯(254nm)下检视,用铅笔划出紫色斑点的位置。

含量测定:剪下供试品斑点和与斑点位置面积相近的空白滤纸,剪成细条,分别置试管中,各准确加入 0.01mol/L 盐酸溶液 5mL,摇匀,放置 1h,用 3 号砂芯玻璃漏斗滤过,也可用自然沉降或离心法倾取上清液,按各药品项下的规定测定吸光度,并按吸收系数计算含量。

纸电泳法一般用于小分子电荷物质的分离,如氨基酸、小肽、核苷酸等。由于滤纸纤维素含有大量的羟基,由此引起滤纸纤维素和极性大的样品物质发生广泛的相互作用,从而使得亲水性的样品物质电泳迁移率低,同时小分子物质净电荷较少也影响它们的电泳迁移率,所以有时纸电泳需要在高压下进行(约 200V/cm),高压电泳会产生热量,使缓冲液大量蒸发及滤纸干燥,为此必须附有降温设备,或者在低温的条件下进行。

三、毛细管电泳

毛细管电泳(capillary electrophoresis,CE)又称高效毛细管电泳(high performance capillary electrophoresis,HPCE),是以弹性石英毛细管为分离通道、以高压直流电场为驱动力,依据供试品中各组分之间淌度(单位电场强度下的迁移速度)或分配行为上的差异而实现分离的分析方法,是近年来发展较快的分析方法之一。实际上包括电泳、色谱及其交叉内容,是仪器分析领域继高效液相色谱法之后的又一重大进展。

目前,毛细管电泳在化学、生命科学、药学、临床医学、法医学、环境科学及食品科学等领域有着十分广泛的应用。

(一)毛细管电泳的分类及特点

1. 毛细管电泳的分类

毛细管电泳具有多种不同的类型,根据不同的分类方法可以将其分为不同的类别。

按填充物质的性状进行分类:自由溶液电泳和非自由溶液电泳。

按分离机制进行分类:电泳型、色谱型、电泳/色谱型。

按主要分离模式进行分类:毛细管区带电泳,用于分离化合物;蛋白质和多肽、胶束电动毛细管电泳,用于分离中性化合物、核酸和多环芳烃;毛细管凝胶电泳，用于分离蛋白质、核酸等生物大分子；毛细管电聚焦，用于分离多肽和蛋白质；毛细管电色谱，用于分离蛋白质；毛细管等速电泳，用于分离离子化合物、蛋白质和多肽。

2. 高效毛细管电泳的特点

高效毛细管电泳法的突出特点是简单、高效、快速、样品用量小、易自动化操作，比传统电泳如薄层电泳或柱电泳有强得多的分析功能。

(1) 高灵敏度

常用的紫外检测器的检测限为 $10^{-15} \sim 10^{-13}$ mol/L，激光诱导荧光检测器的为 $10^{-21} \sim 10^{-19}$ mol/L。

(2) 高分辨率

其每米理论塔板数为几十万，高者可达几百万乃至千万，而 HPLC 一般为几千到几万。

(3) 高速度

最快可在 60s 内完成。据报道，有人在 250s 内分离 10 种蛋白质、1.7min 内分离 19 种阳离子、3min 内分离 30 种阴离子。

(4) 样品进样量少

只需 nL（10^{-9} L）级的进样量。

(5) 成本低

分析中只需少量（几毫升）流动相和价格低廉的毛细管即可试验。

由于以上特点以及分离生物大分子的能力，使 CE 成为近年来发展最迅速的分离分析方法之一。当然 CE 还是一种正在发展中的技术，有些理论研究和实际应用正在进行与开发。此外，操作中 CE 的重复性差也影响了其应用。

(二) 毛细管电泳法和其他分析方法的比较

1. 毛细管电泳法和高效液相色谱法的比较

CE 和高效液相色谱法（HPLC）相比，其相同处在于都是高效分离技术，仪器操作均可自动化，且两者均有多种不同分离模式。两者之间的差异在于 CE 用迁移时间取代 HPLC 中的保留时间，CE 的分析时间通常不超过 30min，比 HPLC 速度快。对 CE 而言，从理论上推得其理论塔板高度和溶质的扩散系数呈正比，对扩散系数小的生物大分子而言，其柱效就要比 HPLC 高得多，CE 所需样品为 nL 级，流动相用量也只需几毫升。而 HPLC 所需样品为 mL 级，流动相则需几百毫升乃至更多，但 CE 仅能实现微量制备，而 HPLC 可做常量制备。

2. 毛细管电泳法和传统电泳法的比较

CE 和普通电泳法相比，由于其采用高电场，因此分离速度要快得多。检测器则除了未能和原子吸收及红外光谱连接以外，其他类型检测器均已和 CE 实现了连接检测。一般电泳定量精度差，而 CE 和 HPLC 相近。CE 操作自动化程度比普通电泳要高得多。

毛细管电泳的缺点如下：由于进样量少，因而制备能力差。由于毛细管直径小，使光路太短，用一些检测方法如紫外吸收光谱法时，灵敏度较低。电渗会因样品组成而变化，进而影响分离重现性。

（三）毛细管电泳基本原理

毛细管电泳以毛细管为分离通道，高压直流电场为驱动力，依据试样中各组分之间淌度和分配行为上的差异而进行高效、快速分离的一种电泳技术，是电泳技术和色谱分离技术结合的产物，是分析科学继高效液相色谱之后的又一重大进展，使分析科学由微升级水平进入纳升级水平，并使单细胞分析成为可能。

在外加电场的影响下，带电的胶体粒子或离子在分散介质中做定向移动的现象称为电泳。混合物中不同带电粒子由于荷电量不同，分子大小不同，泳动速度不同，从而获得相互分离。电泳是一种特别适用于带电胶体粒子和离子的分析分离技术。电渗是指在电场作用下，液体整体相对于固体支持物的定向移动。在毛细管电泳中，由于石英毛细管内壁上的硅羟基团（—SiOH）电离成（SiO$^-$）使表面带负电荷，负电荷表面借助静电作用在溶液中积聚相反电荷的对离子形成双电层。处于扩散层中的阳离子在负电荷表面形成一个圆筒形的阳离子鞘。在高电场作用下，双电层中这个阳离子鞘相对毛细管内壁运动，引起整个流体向阴极移动，形成电渗流。

（四）毛细管电泳仪

毛细管电泳仪主要由高压电源、电极槽、进样系统、毛细管柱系统、检测系统及工作站等组成。

1. 高压电源

一般采用 0～±30kV 连续可调的直流高压电源。为获得迁移时间的高重现性，要求电压输出精度应高于±0.1%。

2. 电极槽

CE 的电极通常由直径 0.5～1mm 的铂丝制成，电极槽通常是带螺口的小玻璃瓶或塑料瓶（1～5mL），要便于密封。

3. 进样系统

由于毛细管柱的柱体积一般只有 4～5mL，因此要求进样系统和检测系统的体积只能有数纳升或更少。否则会产生严重的柱外展宽，使分离效率大大降低。

CE一般采用无死体积进样,即让毛细管直接与样品接触,然后通过重力、电场力或其他动力来驱动样品流入管中。进样量可以通过控制驱动力的大小或进样时间长短来控制,故对应的进样系统必须包含动力控制、计时控制、电极槽或毛细管移位控制等机构。

移位控制机构用来改变电极槽或毛细管的状态,使之便于毛细管插入样品溶液或恢复到电泳位置,一般主要通过转动和升降电极槽来实现。

进样方法主要有下列三种:

(1) 电动进样

当将毛细管的进样端插入样品溶液并加上电场 E 时,组分就会因电迁移和电渗作用而进入管内。此法对毛细管内的填充介质没有特别限制,属普适性方法,可实现完全自动化操作,通过改变进样电压和时间能对进样量实现控制。但对离子组分存在进样偏向,即迁移速度大者多进,小者少进或不进,从而降低分析的准确性和可靠性。另外,基质变化也会引起导电性和进样量的变化,影响进样的重现性。

(2) 压力进样

当将毛细管的两端置于不同的压力环境中时,管中溶液就能流动,将样品带入。此法要求毛细管内的填充介质具有流动性。由于没有加电场,不存在进样偏向,但选择性差,样品及其背景都同时被引入管中,对后续分离可能产生影响。利用压缩空气,如钢瓶气可以实现正压进样,并能与毛细管清洗系统共用。

(3) 扩散进样

当将毛细管插入样品溶液时,组分分子因在管口界面存在浓度差而向管内扩散。此法对毛细管内的填充介质没有任何限制,属普适性方法。扩散进样动力属不可控制参数,进样量仅由扩散时间控制,一般在 10~60s。

4. 毛细管柱系统

毛细管是 CE 分离的心脏,可分为开口毛细管柱、凝胶柱及电色谱柱等类别。

为了实现柱上检测,需在毛细管上制作检测窗口。毛细管外涂的聚酰亚胺涂层不透明,所以检测窗口部位的外涂层应剥离除去,剥离长度通常控制在 2~3mm。剥离方法有硫酸腐蚀法、灼烧法和刀片刮除法等。

毛细管首次使用或长时间不用后重新使用时,应清洗管内壁表面并用稀碱液使之活化。使用完毕后,应用水充分冲净,然后用高纯氮气吹干后保存。

装填缓冲溶液是 CE 分离的基本要求,对毛细管进行清洗则是保持自由溶液 CE 高效和重现分离的条件之一。采用正压或负压容易实现毛细管的装填或冲洗，其中负压可由泵或注射器（抽）来产生，而正压则可用压缩气或注射器（推）来施加。

5. 检测系统

紫外和荧光检测器是 CE 目前最常用的检测器。紫外检测器的通用性较好，但对小直径的毛细管，柱上检测的灵敏度较低。用激光诱导荧光检测，灵敏度高，但样品往往需要衍生化。另外两种具有较高灵敏度和潜在用途的检测器是质谱和电化学（安培和电导）检测器。

（五）毛细管电泳仪使用中常见问题及解决方法

毛细管电泳仪在使用过程中一些常见的问题及处理方法，尽管不同型号的仪器有所不同，但大致可分为以下几类，且解决方法也大致相同。

1. 无电流或电流不稳

毛细管电泳运行中如果出现电流突然大幅减小或无电流、电流不稳的情况，可能原因有以下几点：

柱内存在较大气泡。可重新充入缓冲溶液，或冲洗毛细管进行解决，为了避免气泡的产生，也可以在使用前对缓冲溶液进行脱气处理。

毛细管堵塞，用水冲洗毛细管，如果不通可更换甲醇冲洗，因为甲醇的黏度小于水，更容易将柱子打通，为避免柱子堵塞，一定要在使用前对样品和缓冲溶液进行过滤。

毛细管末端没有插入缓冲溶液液面以下，此时可补加缓冲溶液。

以水为溶剂溶解样品，可能压力进样时有部分水进入缓冲溶液中，为避免这种情况，一般建议用稀释的缓冲溶液作溶剂来配制样品。

毛细管断裂，此时就只能更换新毛细管柱。

电流指示为零，就要考虑电极是否弯曲或断裂，如果属于这种情况，则需要拉直或更换电极。

电流不断变化，则可能是因为环境温度过高或过低造成的，需开空调来调整环境温度。

电流过大，则需考虑降低缓冲溶液浓度，或焦耳热过大，则检查冷却系统。

电流不断升高或先波动后稳定，则可能是由于不同样品基底进样体积过大造成的，这属于正常情况，电流会在运行过程中逐渐稳定。

若使用贝克曼毛细管电泳仪，无电流时还有可能是瓶塞上有液体粘附，需要更换瓶塞。

2. 基线不稳或漂移

缓冲溶液中有沉淀或污染物存在，此时可通过 $0.2\mu m$ 滤膜过滤缓冲溶液来解决问题。

缓冲溶液中有大量小气泡，可通过超声或真空脱气去除气泡。

样品有沉淀，应事先确定样品是否能较好地溶于缓冲溶液中。

样品在毛细管内壁有吸附，可通过酸性缓冲溶液冲洗柱子。

毛细管柱未改性或改性后没有充分老化，如使用未涂层毛细管柱，使用前应用 0.1mol/L NaOH 清洗和平衡柱；若采用涂层毛细管，则需进行适当的老化处理。

打开检测氘灯时间过短，需预热 15～30min 后使用。

3. 噪音太大

毛细管柱检测窗口处有吸光性物质，需要用甲醇或水清洗。

氘灯使用时间过长，能量不足。一般情况下，光源可使用约 4000h，若使用时间过长，则会出现噪音变大的现象。

背景缓冲溶液在检测波长处有吸收，造成噪音过高，此时则需要更换缓冲体系。

电极被污染或损坏。需用甲醇超声清洗电极或更换。

缓冲溶液离子强度过大，更换缓冲体系解决。

静电问题。若用手接触仪器，噪音变小，则提示是静电问题引起的噪音过高，从仪器任意部位用导线接地可解决问题。

4. 无峰或信号较小

进样量不足，检查样品瓶中是否有气泡，有必要可进行脱气处理。

样品浓度过低，可更换为压力进样模式以增大进样量，或直接增大样品浓度。

检测极性设置问题，样品没有经过检测窗口，如样品带负电荷，应从负极向正极迁移，此时如果电渗流较小而同时样品迁移速度又太大，则采用传统的＋至－的检测模式（安捷伦显示为 Positive，贝克曼显示 Normal）可能就检测不到信号，可更换为－至＋的检测模式（安捷伦显示 Negative，贝克曼显示 Re－verse）。

检测波长未优化，需重新进行紫外扫描后确定正确的检测波长。

样品吸附严重、样品变性（如生物样品的反复冻融、多次使用造成的污染等），此时需要更换样品。

如果是安捷伦的毛细管电泳仪，则还有可能是检测窗口与光源没有对齐，需要重新安装毛细管卡套。

如果是新更换的毛细管柱，需进行活化后，通过连续进样解决。

5. 迁移时间重现性差

电泳峰迁移时间的重现性直接或间接地与毛细管内壁的荷电情况有关。在电泳、温度、缓冲液种类及组成不变的情况下，一般有下面几种原因造成迁移时间重现性差。

毛细管内壁吸附原因造成其电渗流的改变，此时需对毛细管进行老化或平衡足够长的时间，或用酸性缓冲溶液冲洗柱子。

毛细管不是同一批次，管子内壁硅羟基含量不同造成电渗流改变，所以应尽可能地使用同批号毛细管柱。

两个缓冲溶液瓶的液面不等高，造成毛细管内溢流，重现性变差。

样品过载，特别是对一些采用间接紫外检测的小离子的分析。

运行时间过长后，缓冲液的组成发生变化，一般每运行十次更换一次缓冲溶液可较好解决这一问题。

较大的焦耳热引起缓冲溶液黏度及电流的改变，可在两次运行之间使用缓冲溶液平衡柱子，确保每次分离时所使用的缓冲溶液黏度保持一致。

6. 峰面积重现性差

突然施加的高电压，使缓冲溶液热膨胀造成样品溢出，解决方案：可在进样后再进一段缓冲溶液或使电压梯度上升。

额外样品进入或零进样，可通过限制最小进样量来控制。

电动进样时存在样品歧视，可改为压力进样解决。

样品在毛细管内壁有吸附，可通过改变缓冲溶液 pH，增大缓冲溶液浓度，使用涂层柱，或使用添加剂等方法来抑制样品吸附。

迁移时间重现性差，可使用校正峰面积。

信噪比太小，峰未分开，可优化积分参数进行解决，或增大样品浓度。

溶剂挥发造成样品浓度增大，使用密封性更好的样品瓶盖，在安捷伦和贝克曼仪器上对样品盘进行温度控制。

毛细管进样端不平滑造成进样量差异，应使用具有扁平光滑进样端的毛细管，或灼烧或刮去毛细管进样端的聚合物涂层，在使用凝胶毛细管电泳或无胶筛分毛细管电泳模式时，为了避免黏稠的筛分介质对样品造成污染，可在进样前将毛细管浸没在缓冲溶液或水中进行清洗。

进样时间太短也会引起峰面积重现性变差，可适当延长进样时间。

长时间的运行导致缓冲溶液的离子强度发生改变，此时需要更换缓冲溶液进行解决。

7. 峰形不规则

电泳峰形较宽，可能是由于样品过载造成的，可通过适当降低进样量或减小样品浓度来解决；如果分离过程中产生大量焦耳热不能及时散失，也会造成峰形变宽，可降低电压、减小缓冲溶液的离子强度，或使用内径更细的毛细管。

峰形歪曲，如前伸或拖尾，可能是由于缓冲溶液/样品的离子性能不匹配造成的，可通过调整使迁移淌度匹配，或背景缓冲溶液和样品导电性能差异最大化；峰形歪曲还有可能是由于样品过载引起的，可降低进样量来改善峰形。

峰形拖尾。毛细管末端受损、断面不整齐时，由于样品段形状不规则，可造成电泳峰形拖尾，可重新截图；样品在毛细管内壁的吸附也可造成峰形拖尾，可通过下列方法解决：使用高浓度背景缓冲溶液；使用极端pH；在背景缓冲溶液中使用添加剂，如纤维素等聚合物、1，3－丙二胺等电荷抑制类二胺、0.05%CTAB等电荷等反转类表面活性剂；使用涂层柱。

8. 分离度差

虹吸效应导致分离效率下降，通过使用干净的缓冲溶液池、保证两端缓冲溶液高度相同以消除或降低虹吸效应，保证高分离效率。

缓冲溶液耗尽，更换新鲜配制的缓冲溶液可保证好的分离效率。

（六）常见的应用领域

与传统的分离方法相比，毛细管电泳的显著特点是简单、高效、快速和微量。此外，毛细管电泳还具备了经济、洁净、易于自动化、一机多用和环境污染少等优点。所有这些特点使得毛细管电泳迅速成为一种极为有效的分离技术，广泛应用于分离多种化合物，如氨基酸、糖类、维生素、农药、有机酸、无机离子、燃料、表面活性剂、药物、多肽和蛋白质、神经递质、低聚核苷酸、RNA和DNA片段。如今，CE同GC、HPLC一样，通过多种模式在各个领域成为重要分析手段。

1. 分离手性化合物

手性药物的立体选择性差异已被证实，对映体中，一种异构体可以是药物的有效成分，而另一种则低效、无效或有毒，但长期以来多数手性药物以消旋体供药，这显然会给药物生产和疾病治疗带来严重影响，为此，手性化合物的分离备受关注。毛细管电泳用于手性化合物的分析已被证明是最简单高效的分析方法。

手性分离可分为间接拆分和直接拆分，用CE直接拆分是分离的方向。直接法一般需通过添加手性选择剂，如冠醚、胆盐、表面活性剂、蛋白质、环糊精等。在电泳液中提供一定的手性环境，根据对映体与选择剂之间的相互作用不同达到分离的目的。

2. 分离分析中草药药物成分

CE 技术的特点和优势为药物成分的分析提供了方便、准确、安全与快捷的手段。对于中草药来说，由于其特殊的生产与炮制工艺，其成分十分复杂，要筛选和判断成百上千种混合组分中的某一种或数种有药用价值的组分，没有高效的分离效果，没有准确、方便、快捷的分析技术，是根本不可能的。CE 的发展及与 NMR、MS 等仪器的联用给药物分析、筛选、药理研究创造了条件。

3. 环境监测与分析

从某个角度看，自然环境即指大气、水及土壤环境。水环境及可溶于水体的土壤中的无机、有机成分，大气成分和沉降物，均可利用 CE 技术进行分析，因为 CE 几乎可以分离分析除挥发性、不溶于水而外的各种分子。如此之广的适应性，使 CE 成为最具吸引力的分析手段之一。

4. 蛋白质和 DNA 的分析

毛细管电泳在蛋白质分析方面应用也非常广泛。如物理常数、纯度分析、微量制备、蛋白质组学研究、生化反应过程、结合蛋白及其衍生物研究、临床医学与疾病诊断研究方面。

CE 用于 DNA 分析包括碱基、核苷、核苷酸、引物、探针、单链 DNA、双链 DNA 分析等。通常用 CGE 或 MEKC 来进行基因的分离分析，广泛用于基因突变、遗传、临床诊断、DNA 测序等研究方面。

5. 单细胞分析

对一个相对独立的生物功能体的单细胞中的一些重要组分进行高效、灵敏的检测，将有助于阐明一些重要的细胞生理过程。单个细胞的分析已成为分析化学前沿领域的热门课题。目前常用的对单细胞分析技术如超电位伏安法、液相色谱—电化学检测法、微型玻管电极法、微型薄层色谱法等，均因为灵敏度或是选择性方面的问题很难得到较准确的定量结果。CE 技术由于检测极限低，分离效率高，已广泛用于单细胞多组分的定性与定量分析。

第三章　细胞生物学检测技术

第一节　细胞培养与显微观察技术

一、细胞培养技术

细胞培养技术也称为细胞克隆技术，是指从同一个亲代细胞形成大量子细胞的无性繁殖过程，这些子细胞和亲代细胞完全相同。细胞培养技术主要包括微生物细胞的培养、动物细胞的培养和植物细胞的培养。通过细胞培养可得到大量的细胞或其代谢产物，如单细胞蛋白、抗生素、氨基酸、酶制剂、疫苗等，具有广泛的用途。因为生物产品是从细胞得来，所以细胞培养技术是生物技术中最核心、最基础的技术。

（一）微生物细胞培养

1. 微生物细胞培养基的组成

微生物人工培养的条件比动、植物细胞简单得多。虽然微生物种类繁多，所需的培养条件相差很大，但一般的培养基包括以下成分：

（1）碳源

碳元素是构成菌体成分的主要元素，又是产生各种代谢产物的重要原料。培养微生物最常用的碳源主要有葡萄糖、蔗糖、淀粉等。此外，由其他谷物、马铃薯、红薯、木薯等得到的糖类物质，也可用于培养。

（2）氮源

氮元素是构成微生物细胞、蛋白质和核酸的主要元素。因此，氮源在微生物培养过程中，是仅次于碳源的另一重要元素。工业微生物利用的氮源可分为无机氮源和有机氮源两类。无机氮源主要包括氨气、铵盐和硝酸盐等，其中铵盐用得最多，利用率也较高。有机氮源有氨基酸、蛋白质和尿素等，最常用的是牛肉膏、酵母膏、植物的饼粕粉和蚕蛹粉等，由动、植物蛋白质经酶消化后的各种蛋白胨尤为广泛使用。

(3) 无机盐

无机盐类是微生物生命活动所不可缺少的物质。大量元素有磷、硫、镁、钾、钙等,通常在配制培养基时加入相应化学试剂即可,但其中首选的应是 K_2HPO_4 和 $MgSO_4$,因为它们可同时提供 4 种大量元素。微量元素有钴、铜、铁、锰、钼及锌等,因为它们在其他天然成分、一般化学试剂、天然水或玻璃器皿中都以杂质状态普遍存在,所以除非做特别精密的营养或代谢研究,一般不需要另外添加。

(4) 维生素

微生物在生长时,自身往往缺乏合成这种有机物的能力,因此必须由外界提供。与微生物培养关系较大的主要是 B 族维生素,如乳酸菌生长时必须有泛酸。在很多天然的氮源与碳源中,均含有多种维生素,所以在配制培养基时,一般不需要另外加入。

2. 微生物细胞培养的方法

根据研究目的的不同,可采用不同的微生物培养方法。如为了获得纯培养的平板分离法,为了获得在自然界数量少或难培养的微生物的富集培养法;为了获得寄生微生物而与其寄主微生物共同培养的二元培养法;为了获得在特定环境中相互依赖共同生存的微生物的共培养法等,以及培养系统相对密闭的分批培养法、培养系统相对开放的连续培养法和特殊基础研究采用的同步培养法等。

3. 培养时注意事项

(1) 注意温度和通气

培养时必须经常注意温度和通气(振荡器的转速),有时还要注意湿度的变化。将烧瓶放置振荡器时,要注意从最下部开始,且使整体平衡。放好烧瓶,闭合开关后,先应检查振荡器有无异常运动、瓶上棉塞是否脱落、有无异常声音以及振荡器皮带有无异常磨损等。

(2) 注意 pH 和培养基组成

取样,调节 pH 等均需在无菌室等无菌环境下进行。在振荡培养实验中,一般不能用 pH 计自动调节 pH,所以可以在培养液中预先加入 pH 指示剂,根据其色泽变化添加酸或碱,或者在培养液中预先加入碳酸钙、缓冲液等。通常使用的试剂如下。

碱液:0.5~2mol/L 氢氧化钠,2%~10%氨水,5%~20%碳酸铵水。

酸液:0.5~2mol/L 盐酸、硫酸、磷酸、醋酸。

碳酸钙:约 3%。

缓冲液:Tris-HCl、Tris、苹果酸、磷酸缓冲液。

(3) 防止杂菌污染

在连续多天培养场合,每日应观察一次菌的生长状态,检查有无杂菌、棉塞有无脱落或沾湿。防止杂菌污染是最基本且最重要的注意事项。杂菌污染多数可由肉眼观察或臭味发现，还可用显微镜观察、平板划线培养来判断。还有噬菌体出现、营养缺陷型的营养要求丧失等情况，要根据不同情况使用不同的处理方法。

（二）植物细胞培养

植物细胞培养是指对植物器官或愈伤组织上分离出的单细胞或小细胞团进行培养，形成单细胞无性系或再生植株，或生产代谢产物的技术。该技术是将组织振荡分散成游离的悬浮细胞，通过继代培养使细胞增殖来获得大量细胞群体从而获得细胞代谢产物。

离体的植物器官、组织或细胞，培养一段时间，通过细胞分裂形成愈伤组织。由高度分化的植物器官、组织或细胞产生愈伤组织的过程，称为植物细胞的脱分化，或者称为去分化。脱分化产生的愈伤组织继续进行培养，又可以重新分化成根或芽等器官，这个过程称为再分化。再分化形成的试管苗，移栽到地里，可以发育成完整的植物体。这个过程依据的原理是植物细胞的全能性。

植物细胞、组织培养是否成功，在很大程度上取决于对培养基的选择。不同培养基有不同特点，适合于不同的植物种类和接种材料。目前，应用最广的基础培养基主要有 MS、White、N6、B5、SH、Miller 培养基。

植物细胞培养已形成了多种方法，下面主要介绍悬浮培养、固定化培养、单细胞培养。

1. 悬浮培养

悬浮培养是指把离体的植物细胞悬浮在液体培养基中进行无菌培养，使其增殖并分离提取细胞产生的代谢产物。悬浮细胞可以直接用来进行原生质体的分离、培养与杂交以及次生代谢物生产等，悬浮细胞具有愈伤组织或其他外植体无可比拟的优越性。

2. 固定化培养

固定化培养是指把细胞固定在一种惰性基质（如琼脂、藻类盐、聚丙烯酰胺、纤维膜）上或里面，细胞不能运动，而营养液可以在细胞间流动，供应其营养。固定化培养系统的优点在于：可以较容易地控制培养系统的理化环境，从而可以研究特定的代谢途径，并便于调节；细胞位置的固定使其所处的环境类似于在植物体中所处的状态，相互间接触密切，可以形成一定的理化梯度，有利于次生产物的合成；由于细胞固定在支持物上，培养基可以不断更换，可以从培养基中提取产物，免除了培养基中因含有过多的初生产物对细胞代谢的反馈抑制；由于细胞留在反应器中，新的培养基可以再次利用这些细胞生产初生产物，从而节省了生产细胞所付出的时间和费用；细胞固定在一定的介质中，并可以从培养基中不断提取产物，因此，它可以进行连续生产。目前，用于植物细胞固定化培养的固定化细胞反应器主要有平床培养系统、填充床和流化床反应器和膜反应器。

3. 单细胞培养

单细胞培养是对分离得到的单个细胞进行培养，诱导其分裂增殖，形成细胞团，再通过细胞分化形成芽、根等器官或胚状体，直至长成完整植株的技术。单细胞的培养方法有看护培养法、平板培养法和微室培养法等。

(三) 动物细胞培养

动物细胞培养是指离散的动物活细胞在体外人工无菌条件下的生长增殖，在整个过程中细胞不出现分化，不再形成组织。所有的细胞离体培养中，最困难的就是动物细胞培养。根据培养的动物细胞是否附于支持物上的生长特性，可分为贴附型和悬浮型。贴附型是指细胞贴附在支持物表面生长，只依赖贴附才能生长的细胞称为贴附型细胞。这种现象与细胞分化有关，如来自中胚层的成纤维型细胞，来自外胚层的上皮型细胞。悬浮型细胞是指不贴附在支持物上生长的细胞，胞体圆形，在培养液中生长空间大，可长时间地生长，繁殖旺盛便于做细胞代谢研究，如血液里的白细胞等。

从供体取得组织细胞后在体外进行的首次培养，称为原代培养，这是建立各种细胞系的第一步，也是获得细胞的主要手段。这一时期细胞比较活跃，进行细胞分裂，但不旺盛，多呈二倍体核型。原代与体内原组织形态结构和功能活动基本相似，各细胞的遗传性状互不相关，细胞相互依存性强。细胞的生存空间及营养是有限的，当细胞增殖到一定密度后，分离出一部分细胞和更新营养液，使细胞更好地生存，这一过程称为传代。培养细胞的容器一般是培养瓶、器皿或其他容器。每次传代，细胞在生长和增殖方面受到一定的影响。如果把原代稀释分散成单细胞，再在软琼脂培养基中进行培养，细胞克隆的形成率下降，表明细胞独立生存性差。初代培养细胞一经传代便称为细胞系，在整个培养过程中，此期的持续时间最长，一般可传30～50代。这一时期细胞主要特点是细胞增殖旺盛，并维持二倍体核型，也称为二倍体细胞系，为了保存二倍体细胞性质，细胞应在初代或传代早期冻存最好，一般细胞在10代以内冻存。

1. 动物细胞培养基的组成

用于动物细胞的培养基可以分为天然培养基和合成培养基两大类。天然培养基是使用最早、最为有效的动物细胞培养基，它主要取自于动物体液或从动物组织分离提取而得，其优点是营养成分丰富、培养效果良好；缺点是成分复杂、个体差异大、来源有限。天然培养基的种类有很多，包括生物性液体（如血清）、组织浸出液（如胚胎浸出液）、凝固剂（如血浆）等。合成培养基是对动物体内生存环境中各种已知物质在体外人工条件下的模拟，它给细胞提供了一个近似体内的生存环境,又便于控制和标准化的体外生存空间。由于细胞种类和生存条件的不同,合成培养基的种类也相当多。但在合成培养基中加入一定比例的天然培养基,可以克服合成培养基的只能维持细胞不死、不能促进细胞分裂的缺点。现在动物细胞培养基中常用成分有:葡萄糖、氨基酸、无机盐、维生素、有机添加剂和动物血清等。

葡萄糖:多数培养基都含有葡萄糖以作为能源。

氨基酸:必需氨基酸是生物体本身不能合成的,所以在培养基中需要添加,另外还需要添加半胱氨酸和酪氨酸。

无机盐:主要是指 Na^+、K^+、Mg^{2+}、Ca^{2+}、Cl^-、SO_4^{2-}、PO_4^{3-} 和 HCO_3^- 等金属离子和酸根离子,它们是决定培养基渗透压的主要成分。悬浮培养减少钙的用量,可以降低细胞的聚集和贴壁。

维生素:Eagle 最低基本培养基只含有 B 族维生素,其他都由血清来提供。

有机添加剂:复杂培养基中含有核苷、柠檬酸循环中间体、丙酮酸、脂类及其他各种化合物。

动物血清:血清中含有包括大分子的蛋白质和核酸等丰富的营养物质,对促进细胞生长繁殖、粘附及中和某些物质的毒性起着一定的作用。用于组织细胞培养的血清种类很多,其来源主要是动物,有小牛血清、胎牛血清、马血清、兔血清以及人血清等,使用最广泛的是小牛血清和胎牛血清。

2. 动物细胞培养的方法

根据动物细胞的类型,可采用悬浮培养、贴壁培养、固定化培养和灌注培养等多种方法进行大规模培养。

悬浮培养是指细胞在反应器中自由悬浮生长的过程,是在微生物发酵的基础上发展起来的,主要用于非贴壁依赖型细胞培养,如杂交瘤细胞等。对于小规模培养,悬浮培养可采用转瓶和滚瓶培养方式,大规模培养则可采用发酵罐式的细胞培养反应器。悬浮培养对设备要求简单,但是此方法培养的细胞密度低且容易发生变异,因此有潜在的致癌危险,用悬浮培养的病毒易失去病毒标记而降低免疫力,此外,有许多动物细胞属于贴壁依赖性细胞,不能进行悬浮培养。

贴壁培养是指细胞贴附在一定的固相表面进行的培养。贴壁依赖性细胞在培养时要贴附于培养(瓶)器皿壁上,细胞一经贴壁就迅速铺展,然后开始有丝分裂,并很快进入对数生长期。一般数天后就铺满培养器皿表面,并形成致密的细胞单层。贴壁培养系统主要有转瓶、中空纤维、玻璃珠、微载体系统等。这种培养的优点:容易更换培养液,细胞紧密黏附于固相表面,可直接倾去旧培养液,清洗后直接加入新培养液;容易采用灌注培养,从而达到提高细胞密度的目的;因细胞固定表面,无需过滤系统;当细胞贴壁于生长基质时,很多细胞将更有效地表达一种产品；同一设备可采用不同的培养液与细胞的比例；适用于所有类型的细胞。

固定化培养是将动物细胞与水不溶性载体结合起来，再进行培养。既适用于贴壁依赖性细胞的培养，又适用于非贴壁依赖性细胞的培养，具有细胞生长密度高、抗剪切力和抗污染能力强等优点，细胞易与产物分开，有利于产物分离纯化。制备方法很多，包括吸附法、共价贴附法、离子/共价交联法、包埋法、微囊法等。

灌注培养：在灌注培养中，细胞保留在反应器系统中，收集培养液的同时不断地加入新鲜的培养基。其主要优点是连续灌注的培养基可以提供充分的营养成分，并可带走代谢产物，同时细胞保留在反应器系统中，可以达到很高的细胞密度。同其他方法相比，灌注培养的产率可以提高一个数量级，并且可以降低劳动力消耗。该技术已成为动物细胞大规模培养的主要方法。灌注培养主要可分为悬浮灌注培养和床层培养。悬浮灌注培养是在普通悬浮培养的基础上，加上一个细胞分离器而成，以微载体悬浮培养加旋转过滤分离器最为常见；床层培养是把细胞直接保留于床层，不需要细胞分离器，其中堆积床和大孔载体培养的应用较广。

3. 动物细胞培养的基本过程

取动物胚胎或幼龄动物器官、组织。将材料剪碎，并用胰蛋白酶（或用胶原蛋白酶）处理（消化）处理形成单个细胞，将单个的细胞放入培养基中配成一定浓度的细胞悬浮液。悬浮液中分散的细胞很快就贴附在瓶壁上，称为细胞贴壁。当贴壁细胞分裂生长到互相接触时，细胞就会停止分裂增殖，出现接触抑制，这时期的细胞培养是原代培养。然后需要将出现接触抑制的细胞重新使用胰蛋白酶处理，再配成一定浓度的细胞悬浮液，这时进入传代培养。通过一定的选择或纯化方法，从原代培养物或细胞系中获得的具有特殊性质的细胞称为细胞株。当培养超过50代时，大多数的细胞已经衰老死亡，但仍有部分细胞发生了遗传物质的改变出现了无限传代的特性，即癌变。此时的细胞称为细胞系。

（四）微生物细胞和动物、植物细胞培养的区别

虽然动物、植物和微生物细胞培养都是以在体外条件下的存活或生长为特征。但是动物、植物细胞培养与微生物细胞培养有很大的不同。三类细胞中植物细胞体积最大，其次是动物细胞，两者的生产周期也长于微生物。由于动物细胞无细胞壁，且大多数哺乳动物细胞附着在固体或半固体的表面才能生长，对营养要求严格，除氨基酸、维生素、盐类、葡萄糖或半乳糖外，还需有血清。动物细胞对环境敏感，包括pH、溶氧、CO_2、温度、剪切应力都比微生物有更严的要求，一般须严格地监测和控制。相比之下，植物细胞对营养要求

较动物细胞简单。但植物细胞培养一般要求在高密度下才能得到一定浓度的培养产物，而且植物细胞生长较微生物要缓慢，营养基质中需要添加激素，生长及次级代谢物的生产要求一定的光照。因此，长时间的培养对无菌条件及反应器的设计具有特殊的要求。

1. 动物细胞特点

动物细胞比微生物细胞大得多，无细胞壁，机械强度低，对剪切力敏感，适应环境能力差。

倍增时间长，生长缓慢，易受微生物污染，培养时须用抗生素。

培养过程需氧量少（氧传质系数大于 10/h 即可满足 1×10^7 个/mL 的细胞生长）。

培养过程中细胞相互粘连以集群形式存在。

原代培养细胞一般繁殖 50 代即退化死亡。

2. 植物细胞特点

与微生物细胞相比，植物细胞要大得多，细胞壁以纤维素为主要成分，耐拉不耐扭，抗剪切能力低。

植物细胞的倍增时间较长，一般超过 24h，约是微生物的 20 倍，为防止培养过程中染菌，需加抗生素。

植物细胞高密度培养才能达到经济生产，同时植物细胞很少是以单一细胞形式悬浮存在，而通常是以细胞数 2~200 个、直径为 2mm 左右的非均相集合细胞团的方式存在。因而带来培养液高的表观黏度和细胞对剪切应力敏感的问题，增加了悬浮培养的难度。

细胞培养需氧，而培养液黏度大，且不能强力通风搅拌；产物在细胞内，且产量低。

植物细胞培养具有形成组织甚至整体植株的潜力。

3. 动物、植物细胞和微生物细胞培养的特殊条件要求

（1）动物细胞培养的特殊条件

在所有的细胞离体培养中，最困难的是动物细胞培养。下面是它所需要的特殊条件。

①血清：动物细胞离体培养常常需要血清，最常用的是小牛血清。血清提供生长必需因子，如激素、微量元素、矿物质和脂肪。在这里，血清等于是动物细胞离体培养的天然营养液。

②支持物：大多数动物细胞有贴壁生长的习惯。离体培养常用玻璃、高速冷冻离心机塑料等作为支持物。

③气体交换：二氧化碳和氧气的比例要在细胞培养过程中不断进行调节，不断维持所需要的气体条件，每一次开箱操作后需快速恢复。由此决定了动物

细胞离体培养设备要求高、投资大。

（2）植物细胞培养的特殊条件

①光照：离体培养的植物细胞对光照条件非常严格。虽然细胞生长所需要的物质主要是靠培养基供给的，但光照不但与光合作用有关，而且与细胞分化有关。例如，光照周期可对性细胞分化和开花起调控作用，因此以获得植株为目的的早期植物细胞培养过程中，光照条件特别重要。以植物细胞离体培养方式获得重要物质（如药物）的过程，植物细胞大多是在反应器中悬浮培养。

②激素：植物细胞的分裂和生长特别需要植物激素的调节，促进生长的生长素和促进细胞分裂的分裂素是最基本的激素。植物细胞的分裂、生长、分化和个体生长周期都有相应的激素参与调节。和动物细胞相比，植物细胞离体培养对激素要求的原理已经了解，其应用技术也已相当成熟，已经有一套广泛作为商品使用的培养液。同时解决了植物细胞对水、营养物、激素、渗透压、酸碱度、微量元素等的需求。

（3）微生物细胞培养的特殊条件

微生物多为单细胞生物，野生生存条件比较简单。因此，微生物人工培养的条件比动、植物细胞简单得多。其中厌氧微生物培养比好氧微生物复杂，因为严格厌氧需要维持二氧化碳等非氧的惰性气体浓度，而好氧微生物则只需要通过不断搅拌提供无菌氧气。微生物对培养条件要求不如动、植物细胞那样苛刻，玉米浆、蛋白胨、麦芽汁、酵母膏等成为良好的微生物天然培养基。对于一些特殊微生物的营养条件要求，可以在这些天然培养基的基础上额外添加。

4. 培养产物的差异

动物细胞培养是获得大量新生细胞或细胞产品，应用方面是获得细胞的产物或直接利用细胞等。植物细胞培养的目的是获得新个体或细胞产品，应用方面则是快速繁殖试管苗、细胞产品、人工种子、转基因植物的培育等。微生物细胞培养主要是获得其代谢产物或次级代谢产物或得到细胞本身。

二、显微观察技术

细胞虽然很微小，但是却有非常精细的结构和复杂的自控功能，这些就是细胞进行一切生命活动的基础。对细胞结构完整性的任何破坏，都会导致细胞生命活动失调。细胞的结构、生长形态与其功能紧密相关。因此某些药物可通过影响细胞结构形态而起到药效作用，如有些药物是细胞核分裂的毒物，其中有吖啶黄、秋水仙素与肾上腺素。吖啶黄可使细胞在核分裂时形成染色"桥"，使已分裂的两个细胞不能完全分开。秋水仙素可以抑制细胞纺锤体的活动，是染色体的有丝分裂相中控制细胞分裂中期染色体图像的有效药物；肾上腺素可以引起细胞核的分裂异常等。因此，通过观察细胞的结构形态可以检测药物对细胞的作用。显微镜是观察细胞的主要工具。下面将介绍常用的光学显微镜、荧光显微镜、激光共聚焦显微镜和扫描电子显微镜。

（一）光学显微镜

1. 显微镜的结构

显微镜是由一个透镜或几个透镜的组合构成的一种光学仪器，主要用于放大微小物体，使其成为人的肉眼所能看到的物象。光学显微镜通常由机械部分和光学部分组成。机械部分主要由镜座、镜臂、载物台、镜筒、物镜转换器与调焦装置组成。光学部分主要有反光镜、集光器、物镜、目镜。显微镜的放大倍数，粗略计算方法为目镜放大倍数与物镜放大倍数的乘积。如观察时所用物镜为 40×、目镜为 10×，则物体放大倍数为 40×10＝400 倍。

2. 显微镜的使用方法

（1）观察前的准备

①置显微镜于平稳的实验台上，镜座距实验台边沿约为 1in（1in＝2.54cm）左右。镜检者姿势要端正，一般用左眼观察，右眼便于绘图或记录，两眼必须同时睁开，以减少疲劳，亦可练习左右眼均能观察。

②显微镜是光学精密仪器，在使用时要特别小心，使用前要熟悉显微镜的结构和性能，检查各总零件是否完好无损。镜身有无灰尘，镜头是否清洁，做好必要的清洁和调整工作。

③调节光源。对光时应避免直射光源，因直射光源影响物像的清晰，损坏光源装置和镜头，并刺激眼睛。晴天可直接用窗外的散射光，如明暗天气，可用 8～30W 日光灯或显微镜灯照明。

调节光源及光照的一般步骤如下。

a. 将低倍物镜旋至镜筒下方，旋转粗调节轮，使镜头和载物台距离约为 0.5cm 左右。

b. 上升聚光器，使与载物台表面同样高。否则使用油镜时光线较暗。

c. 左眼看目镜，调节反光镜镜面角度（反光镜有凹平两面，光线较强的自然光源，宜用平面镜；光线较弱的自然光源或人工光源，宜用凹面镜）。对光使全视野内为均匀的明亮度。凡检查染色标本时，光线应强；检查未染色标本时，光线不宜太强。可通过扩大或缩小光圈、升降聚光器、旋转反光镜调节光线。

（2）低倍镜观察

检查的标本须先用低倍镜观察，因为低倍镜视野较大，易发现目标和确定检查的位置。

①先将标本玻片置于载物台上，并将标本部位处于物镜的正下方，转动粗

调节轮，下降物镜或上升载物台使物镜至标本0.5cm处。

②左眼看目镜，同时逆时针方向慢慢旋转粗调节轮，当在视野内出现物像后，改用细调节轮，上下微微转动，直至视野内获得清晰的物像。然后认真观察标本各部位，确定并将需进一步要观察的部位移视野中央，准备用高倍镜观察。

（3）高倍镜观察

将高倍镜转正至正下方，在转换接物镜时，需用眼睛在侧面观察，避免镜头与玻片相撞。然后由目镜观察，再仔细调节光圈和聚光镜，使光线的明亮度适宜，同时再仔细正反两方向微转动细调节轮，直至获得清晰的物像后为止，找到最适宜于观察的部位。需进一步要观察的部位移视野中央，准备用油镜观察。

（4）油镜观察

显微镜上转换器上一般有四个物镜，放大倍数一般分别是4×、10×、40×、100×，那个放大倍数最大的（100×）就是油镜，在使用的时候，需要在玻片上滴加香柏油才能看清楚镜下的物像。

①上升聚光器，全开虹彩光圈。

②用粗调节轮提起镜筒或下降载物台，转动转换器将油镜转至镜筒正下方。在玻片标本的镜检部位滴上一滴香柏油。右手顺时针方向慢慢转动粗调节轮使镜筒下降或载物台上升，与此同时，从显微镜的侧面观察使油镜浸入油中，直到几乎与标本接触时为止。注意不要压到标本，以免压碎玻片，甚至损坏油镜头。

③从目镜内观察，进一步调节光线，使光线明亮，再用粗调节轮将镜筒徐徐上升或将载物台徐徐下降，直到视野内出现物像为止，然后用细调节轮校正焦距。如油镜已离开油面而仍未见物像，必须再从侧面观察，将油镜降下，重复操作至物像看清为止。

（5）换片

观察完一个标本后，如果想要再观察另一标本时，需先将高倍物镜（或油镜）转回到低倍物镜，取出标本，按放片的方法换上新片，即可观察。千万不可在高倍物镜（或油镜）下换片，以防损坏镜头。

3. 显微镜使用的注意事项

拿取显微镜必须一只手拿着镜臂，一只手托着镜座，并保持镜身的上下垂直，应避免震动，轻放台上。切不可一只手提起，以防显微镜、反光镜和目镜坠落。

使用前应将镜身擦拭一遍，用擦镜纸将镜头擦净（切不可用手指擦抹）。若遇到镜台或镜头上有干香柏油，可用擦镜纸蘸取少量二甲苯将其擦去。

使用时如发现显微镜操作不灵活或有损坏。不要擅自拆卸修理，应立即报告指导教师处理。

注意保护镜头，切不可压碎标本玻片，损坏镜头。

显微镜使用完毕，应登记显微镜使用卡经指导教师检查后放回镜箱。

注意显微镜的保养：油镜使用完毕，先用擦镜纸擦去镜头上的油。再取一张擦镜纸，滴上少量的二甲苯擦拭，然后再取另一张新擦镜纸将镜头上残留的二甲苯擦净。否则粘固透镜的胶质会被二甲苯溶解，日久镜片易移位脱落。下降聚光器，打开虹彩光圈，使反光镜垂直于镜座，以免积聚灰尘。用绸布将镜身擦拭干净（切不可用手擦拭），除去灰尘、油污、水汽，以免生锈长霉。使显微镜的各部件恢复回原位，下降镜筒，使物镜呈"八"字形置于载物台上，然后将显微镜送回镜箱中。显微镜应存放在干燥阴凉的地方，不要放在强烈的日光下暴晒，梅雨季节应在显微镜箱内放置干燥剂（硅胶），如长时间不用，则光学部分应卸下放在干燥器中，以免受潮生霉。显微镜应严禁与挥发性药品或腐蚀性药品放在一起，如碘片、盐酸、硫酸等药品。

（二）荧光显微镜

荧光显微镜与普通光学显微镜不同，它不是通过普通光源的照射观察标本，而是利用一定波长的光（通常是紫外光，蓝紫光）激发显微镜下标本内的荧光物质，使之发射荧光，所以，荧光显微镜的光源所起的作用不是直接照明，而是作为一种激发标本内的荧光物质的能源。荧光显微镜主要由光源和滤光片系统组成。滤光片系统是荧光显微镜最重要的组成部分。

1. 荧光显微镜基本原理

某些物质经一定波长的光（如紫外光）照射后，物质中的分子被激活，吸收能量后跃迁至激发态，当从激发态返回到基态时，所吸收的能量除部分转化为热量或用于光化学反应外，其余较大部分则以光能形式辐射出来，由于能量没全以光的形式辐射出来，故所辐射出的光的波长比激发光的要长，这种波长长于激发光的可见光部分就是荧光。由此可见，被照射物质产生荧光必须具备以下两个条件：物质分子（或所特异性结合的荧光染料）必须具有可吸收能量的生色团；该物质还必须具有一定的量子产率和适宜的环境（如溶剂、pH、温度等）。

荧光显微技术是利用荧光显微镜对可发荧光的物质进行观测的一种实验技术。有些生物体内的物质受激发光照射后可直接产生荧光，称为自发荧光（或直接荧光），如叶绿素的火红色荧光和木质素的黄色荧光等。有的生物材料本身不能产生荧光，但它吸收荧光染料后却同样能发出荧光，这种荧光称为次生荧光（或间接荧光），如叶绿体吸附吖啶橙后便可发出橘红色荧光。

荧光显微镜具有特殊光源（多为紫外光光源），提供足够强度和波长的激发光，诱发荧光物质发出荧光。在视场中所观察到的图像，主要是样品的荧光映像。

2. 荧光显微镜操作流程及注意事项

严格按照荧光显微镜厂家说明书要求进行操作，不要随意改变程序。

滤光片的选用荧光显微镜一般都带有各种波长的激发和截止滤光片，根据具体测试样品选择，即根据能够激发荧光的紫外光波长来选择激发滤光片（组），再根据所激发的荧光波长来选择截止滤光片（组）。这主要根据生物学方面的专业知识来选取，而仪器只是提供各种滤光片组。

在暗室中进行检查。进入暗室后，接上电源，点燃超高压汞灯5~15min。待光源发出强光并稳定后，眼睛也已完全适应暗室再开始观察标本。

载玻片、盖玻片及镜油应不含自发荧光杂质，载玻片的厚度应在0.8~1.2mm，太厚可吸收较多的光，不能使激发光在标本平面上聚焦。载玻片必须光洁，厚度均匀，无油渍或划痕。盖玻片厚度应在0.17mm左右。

防止紫外线对眼睛的损害。在调整光源时应戴上防护眼镜。较长时间观察荧光标本时，一定要戴能阻挡紫外光的护目镜，加强对眼睛的保护。在未加入阻断滤光片前不要用眼直接观察，否则会损伤眼睛。

检查时间每次以1~2h为宜。超过90min，超高压汞灯发光强度逐渐下降，荧光减弱，标本受紫外线照射3~5min后，荧光也会明显减弱，所以，最多不得超过2~3h。

荧光标本一般不能长久保存，若持续长时间照射（尤其是紫外线）会很快褪色。因此，如有条件则应先照相存档，再仔细观察标本。

荧光显微镜的光源寿命有限，启动高压汞灯后，不得在15min内将其关闭，一经关闭，必须待汞灯冷却后方可再开启。严禁频繁开闭，否则，会大大降低汞灯的寿命。标本应集中检查，以节省时间，保护光源。天热时，应加电扇散热降温，新换灯泡应从开始就记录使用时间。一天中应避免数次点燃光源。

标本染色后立即观察，因时间久了荧光会逐渐减弱。若将标本放在聚乙烯塑料袋中4℃保存，则可延缓荧光减弱时间，但应注意防止封裱剂蒸发。

若暂不观察标本，可拉过阻光窗帘阻挡光线。这样，既可避免对标本不必要的长时间照射，又减少了开闭汞灯的频率和次数。

（三）激光共聚焦显微镜

1. 激光共聚焦显微镜基本原理

激光共聚焦显微镜技术（laser scanning confocal microscopy，LSCM）是20世纪80年代在荧光显微镜的基础上发展起来的一项具有划时代意义的新技术，它集激光扫描、共聚焦成像和计算机处理等现代技术为一身，采用激光作为光源，在荧光显微镜成像的基础上，采用共轴聚焦原理和装置，并利用计算机对观察样品进行数字图像处理的一套观察、分析和输出系统，主要包括激光光源、扫描器、荧光显微镜、光学装置、计算机控制系统等。通过LSCM可对观察样品进行断层扫描和成像；可无损伤地观察和分析细胞的三维空间结构；可对活细胞进行动态观察及细胞分选等；对多重免疫荧光标记和离子荧光标记进行检测；并可修正图像的亮度及对比度。这样既容易记录和保存，也非常方便；在多重染色时，各荧光间的干涉很少，也可使用非荧光性探针。如金属染色剂及可以反射激光的染色剂。其具体操作方法需严格按照仪器说明书，并由专业人员操作。

该技术的主要特点是可以得到非常鲜明的荧光图像，尤其在观察有一定厚度的胚胎及卵细胞等时，其效果更加明显。现已常用于细胞 DNA、RNA、细胞钙离子、膜蛋白、pH、膜电位、受体和酶类等的分析和检验，以及广泛应用于细胞生物学各领域，成为形态学、分子细胞生物学、神经科学和药理学等研究领域中很重要的研究工具，为生命科学研究提供了更加灵活多样的方法。

2. 激光共聚焦显微镜应用

由于 LSCM 的光源为激光，激光点光源可通过对样品进行上下左右的扫描，同时具有横向和纵向的分辨率，可以获得 400～700nm 厚标本不同层面的图像。而且，组织厚片的制作不需常规包埋、切片等繁琐的过程，因而最大限度地维持了细胞组织的正常形态和生理功能。加之众多的特异荧光探针的发展，使得人们可以方便地研究和观察组织细胞的特异结构、分子、离子以及生物学行为等重要的问题。

（1）观察活细胞、活组织

LSCM 在不损伤细胞的前提下，对活组织、活细胞进行观察和测量，这样不仅省去了繁琐的样品前期处理过程（如脱水、脱蜡、染色等）；而且观察过的样品还可以继续用于其他研究。这种功能对于细胞培养如原代培养的神经细胞、神经干细胞等研究尤为重要。

（2）生化成分精确定位观察

配合专用的分子探针，对于要检测的成分不仅可以定位到细胞水平，还可以定位到亚细胞水平和分子水平。

（3）对细胞生物学行为的动态观察

将样品固定在同一个样品视野，利用动态时间程序软件，控制仪器在一定的时间内按照一定的时间间隔，自动采集该视野的一系列图像，获取样品中待测荧光信号（强度、空间分布）动态变化的定量结果。现已用于心肌或平滑肌细胞、神经细胞内游离钙、钠、钾离子浓度或 pH 的动态变化观察。

（4）数据、图像的数字化处理

可对数字化图像等及时输出或长期贮存，以及进一步地加工处理。

（5）定量分析

通过专一荧光探针对样品的染色，其荧光强度和所测成分的含量呈正比，当其余条件固定时，通过对比各组样品之间的荧光强度值，可得出特定成分的含量比。

3. 激光共聚焦显微镜使用注意事项

关机时一定等激光冷却后再按下开关关机。汞灯电源关断后再开启汞灯要等 30min 以上。使用中不得随意关断显微镜、控制箱等的电源。主机电脑中不得安装其他硬件、软件（尤其是盗版软件，严防电脑病毒），不得删除主机电脑中的程序。装卸物镜、DIC 片（即微分干涉差显微镜片，differential interference contrast microscope）要轻拿轻放，勿振动。油镜用后一定要清洁，但不得用二甲苯清洁。

平时注意整机防尘。未经培训人员不得操作本机。如遇到异常状况，请与工程师联系。其他具体操作请参照随机的操作手册。如果本机长期不用，要确保每周至少开机一次（开机预热 1h，运行 1h）。

（四）扫描电子显微镜

1. 扫描电子显微镜基本原理

扫描电子显微镜（scanning electron microscope，SEM）是继 TEM 之后发展起来的一种电子显微镜。它以电子束为照明源，把聚焦很细的电子束以光栅状扫描方式照射到样品表面，产生各种与样品性质有关的信息，将这些信息加以收集和处理从而获得微观形貌放大像。SEM 的分辨本领虽然不如透射电镜（TEM），但却具有很强的立体感，可以在亚细胞水平上生动地显现生物样品的三维结构，适合于观察样品的表面形貌。在生物学上，通常用于观察研究组织和细胞表面的三维立体显微及亚显微结构。扫描电镜与透射电镜共同点是都采用电子束作光源，电磁场作透镜。所不同的主要是电子束、电子束照射样品的方式和被利用来成像的信号电子不同。扫描电镜主要是利用二次电子信号成像来观察样品的表面形态，即用极狭窄的电子束去扫描样品，通过电子束与样品的相互作用产生各种效应，其中主要是样品的二次电子发射。二次电子发射能够产生样品表面放大的形貌像。这个像是在样品被扫描时按时序建立起来的，即使用逐点成像的方法获得的放大像。

由于观察目的不同，除了使用相同的固定液之外，SEM 生物样品制备与 TEM 有较大的差异。为了得到无损、真实而清晰的表面形貌结构，SEM 样品制备的全过程都必须十分小心地保护被观察面。在取材时，针对不同的样品、不同的观察要求，采取不同的技术，使被观察表面充分地暴露出来；脱水时，为了避免观察表面皱缩变形，设计了特殊的干燥方法；此外，还必须对样品进行导电处理，在样品表面喷镀一层厚度适当、均匀的金属膜。

2. 扫描电子显微镜样品制备

（1）取材与清洗

生物组织标本，包括血细胞和培养的肿瘤细胞均应事先充分冲洗，去除附于组织或细胞表面的组织液、血浆与黏液，使其充分暴露出其表面的构型。通常，用醋酸佛罗那缓冲液清洗培养于盖玻片上的细胞、组织标本2次。若未能洗净细胞、组织的表面，则可根据具体情况，考虑选用合适的酶进行处理。

（2）固定

将冲洗后的组织或细胞在2.5％戊二醛中固定30min至2h，用醋酸佛罗那缓冲液洗涤2次（20min/次）。用4℃、1％OsO_4固定30min至2h，用醋酸佛罗那缓冲液洗涤2次（20min/次）。

（3）脱水

为了防止组织和细胞在干燥时变形，常用脱水剂（丙酮或丙酮－醋酸异戊酯）进行浓度梯度脱水。

①丙酮脱水法：配制30％、50％、70％、90％、100％的丙酮，样品从30％丙酮逐级移至100％丙酮，每次脱水15min至2h。

②丙酮－醋酸异戊酯脱水法：配制30％、50％、70％、90％、100％的丙酮－醋酸异戊酯脱水剂，样品从30％脱水剂开始，逐步移至100％的脱水剂。

③干燥：生物标本与细胞均含有一定的水分，一般干燥后会使细胞扭曲变形，改变细胞的真实形态与结构。常用的方法如下。

a. 空气干燥法：将已固定、脱水的标本在空气中自然干燥。用此方法时，表面张力的牵拉可使细胞收缩变形。另外，标本的水分急骤汽化时，可因温度的降低而形成水晶，影响细胞与组织的形态结构。

b. 冷冻干燥法：将已固定与丙酮脱水的标本放至5cm×5cm的样品杯中，置液氮中冷冻。再将于液氮中冷冻的样品杯放置在真空喷镀仪中抽真空，使固化液氮和标本或细胞中的丙酮升华，得到干燥样品。此法简便易行，不要求特殊设备，也不会出现由于表面张力的牵拉而引起的样品损伤，但因急速冻结易产生冰晶，故可导致组织、细胞膨胀等损伤。

c. 临界点干燥法：将浸入醋酸异戊酯的标本取出，放入特制的标本盒内，送入临界点干燥仪的封闭标本室内。将此室充以液态CO_2（临界温度为31.4℃，临界压力为7.2MPa），然后加温到15℃，使液态CO_2与标本中的醋酸异戊酯置换15min。然后打开泄气阀使CO_2缓缓放出，自盒中取出干燥后的标本。具体注意事项包括：标本应预先充分固定与脱水，并确定观察面；保证标本室及相关管道的清洁，以防止标本污染；封闭标本室及CO_2瓶内的压力非常高，有关部位螺旋应拧紧，以防发生意外；排气速度不宜过快，温度应控制于45～50℃，否则标本可能膨胀；封闭标本室内的CO_2液体必须浸没标本，否则不能做到临界点干燥。

④喷镀：将干燥后的标本用导电胶粘在样品托上，待导电胶干燥后，立即将样品托上的标本置于真空喷镀仪内，先喷一层10nm厚的碳膜，然后再喷镀一层10～20nm厚的金或铂膜。镀膜后的标本可在扫描电镜下观察，或保存于干燥器内。

3. 扫描电子显微镜观察方法

先打开电源，抽真空，待达到设定的真空度后，放入样品，进行加速高压选择、观察区域选择、放大倍数选择、倾斜度选择、工作距离选择、图像聚焦、观察及拍照记录。观察完成后，取出样品，关闭显微镜。

第二节 常见细胞检测技术

在不同培养基及不同的培养条件下，细胞的最大生长速率可受细胞数目、细胞大小、细胞重量及有丝分裂指数等影响。因此，在培养过程中要对以下参数进行测定。

一、细胞大小测定

（一）细胞大小测定原理

测量细胞的大小，一般是在显微镜下应用目镜测微尺进行操作的。目镜测微尺是一个可放入目镜内的特制圆形小玻片，玻片的中央是一根细长的带刻度的尺，等分成50小格或100小格。测量时，需将其放在接目镜中的隔板上，用以测量经显微镜放大后的细胞物像的大小。目镜测微尺中每小格代表的实际长度是不固定的，它是随所使用目镜和物镜的放大率的不同而改变的，故在测量前必须先用镜台测微尺进行标定校正，以得出在显微镜的特定放大倍数下，目镜测微尺每小格所代表的相对长度。这样，根据细胞大小在显微镜中相当于目镜测微尺的格数，即可计算出细胞的实际大小。

镜台测微尺是一块特制的载玻片，中央粗线圆圈内有一根封固的标准刻度尺。该尺总长为1mm，精确等分为10个大格，每个大格又等分为10个小格，共100个小格，每一小格长度为0.01mm，即$10\mu m$。镜台测微尺并不直接用来测量细胞的大小，而是用于标定校正目镜测微尺每格的相对长度。所谓标定，即是求出在某一放大倍数时，目镜测微尺每小格代表的实际长度，然后用标定好的目镜测微尺来测量细胞的大小。

（二）细胞大小测定操作步骤

1. 细胞大小测定准备工作

取出目镜，旋开目镜透镜，将目镜测微尺放在目镜的光阑上（有刻度一面向下），然后旋上目镜透镜，插入镜筒。

2. 看清刻度

将镜台测微尺放在载物台上，通过调焦能看清镜台测微尺的刻度。镜台测微尺中央有一刻度标尺，全长为1mm，划分10大格，每大格又分为10小格，故每小格长为0.01mm，即等于10μm。

3. 计算目镜测微尺每格的相应长度

用低倍物镜观察，移动镜台测微尺和转动目镜测微尺，使两者刻度平行，并使两者间某段的起、止线完全重合，数出两条重合线之间的格数，即可求出目镜测微尺每格的相应长度（目镜测微尺和镜台测微尺两个重合点的距离愈长，则所测得的数字愈准确）。用同样的方法分别测出在高倍物镜和油镜下观察时目镜测微尺每格的相对长度。

具体方法为：记录两对重合线间的目镜测微尺所占的格数和镜台测微尺所占的格数。因为镜台测微尺的刻度每格长10μm，所以由下列公式可以算出目镜测微尺每格所代表的长度。

4. 测量细胞的大小

取下镜台测微尺，将待观察载玻片等放在镜台上，通过调焦，使物像清晰后，转动目镜测微尺并移动载玻片，测量目标细胞的长与宽各占几格。将测得的格数乘以目镜测微尺每格长度即可求得细胞的长和宽。

（三）实验注意事项

目镜测微尺很轻薄，在取放时应特别注意防止因跌落而损坏。

使用双目显微镜时目镜测微尺一般都要安装在右目镜中，因左目镜通常配有屈光度调节环，不能被取下。

使用镜台测微尺进行标定时，可先对刻度尺外的粗圆圈线进行调焦，再通过移动标本推进器向圆圈中心寻找测微尺刻度。

注意在观察测量时，光线不宜过强，否则难以找到镜台测微尺的刻度。

换用高倍镜和油镜标定时，要防止物镜压坏镜台测微尺。

因同一种生物不同细胞之间存在个体差异，故在确定每一种生物细胞的大小时，应随机选择多个细胞进行测量，然后取其平均值。

细菌在不同的生长时期细胞大小会有较大变化，进行细菌细胞大小测定时，应注意选择处于对数生长期的菌体细胞。

二、细胞重量测定

细胞重量的测定可用称重法来进行，包括细胞鲜重和干重的测量。

（一）细胞鲜重的测定

测量细胞鲜重时，若要测量在固体培养基上生长的细胞材料，可以将细胞材料从培养基中取出，洗去琼脂培养基，用滤纸吸干水分，直接称取重量。若要测量液体悬浮培养的材料，可将材料放在已知重量的尼龙丝网上过滤，并用水洗去除培养基，抽滤以除去细胞上沾着的水滴，再直接称重即可。

（二）细胞干重的测定

测量细胞干重时，应先将材料烘干，再称重。若要测量在固体培养基上生长的细胞材料，可将生长在固体培养基上的细胞材料小心取出，用水洗去除培养基，放在预先称重的称量瓶内，在60℃烘箱中烘12~24h，烘干的材料放在分析天平上称重，减去称量瓶的重量，即可得到细胞材料干重。若要测量液体培养基中悬浮培养的材料，可用抽滤法把悬浮细胞收集在预先称重的抽滤器上，再水洗，然后抽干细胞表面的水分，置60℃烘箱中烘12~24h。烘干的材料放在分析天平上称重，减去抽滤器的重量，即可得到细胞材料干重。细胞干重或鲜重的表示方法甚多，液体悬浮培养的材料一般以10^6个细胞或1mL悬浮培养物的重量来表示。

三、细胞体积测定

根据材料的不同可选用两种方法来测定：一种是若测定悬浮培养细胞的体积，可用离心法使细胞沉淀后进行测定。其操作方法为：先取10mL细胞悬液，放入刻度离心管内，2000μg离心5min。在离心管上可得到细胞沉淀的体积，将此换算成以每毫升细胞悬浮液中细胞体积的毫升数来表示。另一种是若测定愈伤组织细胞的体积，可用排水法测定。用有刻度的小试管加水至刻度的一半，然后将愈伤组织材料放入试管，这时水位会上升，上升水的体积数即为愈伤组织细胞的体积。

四、有丝分裂指数测定

有丝分裂指数（MI）越高，说明细胞进行分裂的速度越快，反之越慢。有丝分裂指数只反映群体中每个细胞用于分裂所需时间的平均值，在一个活跃分裂的悬浮培养物中，有丝分裂指数可以反映细胞分裂的同步化程度。一个迅速生长的细胞群体其有丝分裂指数为3%~5%。有丝分裂指数可用孚尔根染色进行测定。具体方法如下：将愈伤组织或悬浮培养的细胞先用固定液处理，再用 1mol/L 的 HCl 在 60℃ 水浴中水解 15～20min。用孚尔根染料染色 30min。在载玻片上按常规方法镜检。随机检查 500 个细胞，统计处于分裂间期和有丝分裂各个时期的细胞数目。然后根据计数计算出有丝分裂指数。

五、细胞数目测定

(一) 细胞数目测定原理

要进行继代培养必须对获取的细胞悬液进行细胞起始密度和活细胞率的测定。细胞起始密度的测定可用血细胞计数板法进行。取稀释的细胞悬浮液，把它注入血细胞计数板的计数室中，然后在显微镜下逐格计数。计数板是一块特制的载玻片，由 4 条平行槽构成 3 个平台，中间的平台较宽，此平台的中间又被一短槽隔成两半，每边平台上面各刻有一个方格网，每个方格网共分九大格，中央大格即为此计数板的计数室。计数室的边长为 1mm，中间平台下陷 0.1mm，盖上盖玻片后计数室的容积为 $0.1mm^3$。所以，可根据在显微镜下观察到的细胞数目，换算成单位体积中细胞的数量。

常用血细胞计数板的计数室有两种规格：一种是一个大方格分成 16 个中方格，而每个中方格又分成 25 个小方格；另一种是一个大方格分成 25 个中方格，而每个中方格又分成 16 个小方格。不管是哪种规格，其计数室的小方格数总是相同的，即由 400 个小方格组成。计数时，通常只计 5 个中方格的细胞数即可。

(二) 细胞数目测定方法

将细胞悬浮培养物离心，离心后将约 2/3 的上清液倒掉，剩下的 1/3 大部分移入一预先消过毒的 125mL 三角瓶中待用。离心管中最后剩余 1mL 上清液，摇动离心管，使沉淀悬浮。取细胞悬液，稀释到一定比例。

在正式计数前，先用显微镜检查计数板的计数室，看是否沾有杂质或干涸着的菌体。只有经镜检清洗后的计数板，才可用于细胞的计数。

先将盖玻片安放在计数室上面，然后摇匀样品取细胞悬浮液，使它沿着盖玻片和计数板间的缝隙渗入计数室。连续 2～3 次，直至充满计数室平台为止。将加好样品的计数板置于显微镜载物台的中央，然后按下列步骤操作：找计数室。先在低倍镜下寻找计数板上的大方格网位置。寻找时显微镜的光圈要适当缩小，使视野偏暗。然后顺着大方格线，移动计数板，使计数室位于视野中间。转换高倍镜。转至高倍镜后，适当调节焦距，使细胞和计数室线条均匀清晰为止。然后将计数室一角的中格移至视野中。计数。通常以计 5 个中方格 (4 个角的中方格加上中央 1 个中方格) 的细胞数来代表计数室中的细胞量。将要计数的中方格中的细胞逐一计数。计数时为了避免重复或遗漏，常常将分布在格线上的细胞，一律以接触方格底线和右侧线上的细胞作为计入本格内的细胞，以减少人为计数误差。将计得的细胞数填入预先设计的表格中。

以游离单细胞为基数计算细胞的密度计数时，每个样品重复计数 5 次，求其平均值。记录测得的细胞密度。

（三）细胞数目测定注意事项

如果被计数的细胞不再使用，在消化后不需要加入培养液。

在显微镜下观察细胞消化程度，以估计取细胞时间。消化时间过短时，部分细胞仍牢固贴壁，故取得的细胞较少，从而影响细胞计数。消化时间过长时，细胞受损，活性减弱。

将细胞悬液充分混匀，以免计数结果出现偏差。

向盖玻片和计数板之间注入细胞悬液时，以盖玻片下的间隙刚被充满为准。不满或过满都影响实验结果。

每个大方格中的细胞密度以 20～50 个为宜。如果细胞密度太大，稀释后再次计数，以便提高细胞计数的精确度和速度。

六、活细胞率测定

（一）FDA 法

1. FDA 法原理

活细胞率的测定可用酚藏红花溶液（或伊文斯蓝）或二醋酸酯荧光素（FDA）溶液单染色进行，也可用酚藏红花溶液（或伊文斯蓝）和二醋酸酯荧光素溶液双重染色进行。酚藏红花和伊文斯蓝都能使死细胞染上红色，但伊万斯蓝染色作用较为缓慢，通常需要 10min，同时使用浓度也较高。FDA 本身无荧光、无极性，并且可自由透过原生质体膜进入细胞内部，进入细胞后由于受到活细胞内脂酶的分解，产生有荧光的极性物质荧光素。FDA 渗入活细胞后，则能显示活细胞的一系列特征，如胞质环流、质壁分离等。FDA 在活细胞中产生的荧光可在荧光显微镜下观察到。

2. FDA 法测定方法

配制 0.1％酚藏红花水溶液或 0.5％伊文斯蓝溶液。溶剂为培养液。

配制 FDA 溶液。先用丙酮配成浓度为 5mg/mL 的 FDA 母液，贮藏在冰箱中备用。使用时用培养液稀释母液成 0.01％的浓度（这种稀释后的溶液仅能放置几个小时）。

制备细胞和原生质体材料。取花药、幼叶等游离的原生质体，悬浮细胞培养物或愈伤组织各制成细胞悬液。

吸出 0.5mL 细胞悬液，放入 10mm×100mm 的小试管中。若用单染色，可在试管中加入 FDA 溶液，使最后浓度达 0.01%，混匀，室温下作用 5min。或者先将细胞悬液滴 1 滴于载玻片上，再滴入 0.1% 的酚藏红花水溶液或 0.5% 的伊文斯蓝溶液，盖上盖玻片。若用双重染色，可将细胞悬液和 FDA 溶液先在载玻片上混合，再用 0.1% 的酚藏红花水溶液或 0.5% 伊文斯蓝溶液作染料，滴一滴于载玻片上与上述溶液混合，盖上盖玻片。

在染料与细胞悬浮培养物混合后，很快就可以在普通显微镜下观察。5~30min 以后改用相差和荧光显微镜观察。活细胞不被酚藏红花和伊文斯蓝染色，即使 20min 后亦是如此。FDA 的荧光在活细胞内较缓慢地显现，3min 后即可检测，但至少在 15min 后荧光强度才开始增加。在荧光显微镜下可观察到，发绿色荧光的细胞为有活力的细胞，不产生荧光的细胞为死细胞。若观察的是叶细胞，由于叶内叶绿素的影响，则发黄绿色荧光的是有活力的，而发红色荧光的则是死细胞。

（二）台盼蓝染色法

1. 台盼蓝染色法原理

正常的活细胞，胞膜结构完整，能够排斥台盼蓝，使之不能够进入胞内；而丧失活性或细胞膜不完整的细胞，细胞膜的通透性增加，可被台盼蓝染成蓝色。通常认为细胞膜完整性丧失，即可认为细胞已经死亡，这与中性红作用相反。因此，借助台盼蓝染色可以非常简便、快速地区分活细胞和死细胞。台盼蓝是组织和细胞培养中最常用的死细胞鉴定染色方法之一。注意凋亡小体也有台盼蓝拒染现象。台盼蓝染色后，通过显微镜下直接计数或显微镜下拍照后计数，就可以对细胞存活率进行比较精确的定量。台盼蓝染色只需 3~5min 即可完成，并且操作非常简单。

2. 台盼蓝染色法测定方法

处理贴壁生长细胞时，吸出培养液，加入消化液，在 37℃ 条件下消化 1~2min。待细胞变圆并将脱壁时，加入一定量的培养液或 HBBS，用吸管冲洗细胞，制成细胞悬液。对于悬浮培养的细胞，可直接制成细胞悬液。

取 0.5mL 台盼蓝溶液，0.3mLHBBS 和 0.2mL 细胞悬液，充分混匀。然后，将混合液放置 1~2min。

用毛细吸管或装有注射针的 1mL 注射器吸取少量细胞悬液注入盖玻片边缘与计数板交界处。

至少计数 500 个细胞，并计数其中着色细胞。

计数结束后，分别用双蒸水和 70% 酒精清洗细胞计数板和盖玻片，然后用擦镜纸擦干。

结果分析正常细胞不被着色。细胞死亡后，细胞膜通透性增加，台盼蓝进入细胞内，故细胞呈蓝色。

3. 台盼蓝染色法注意事项

如果含有台盼蓝的细胞悬液放置时间过长，正常细胞可摄取染料，从而影响染色结果。

台盼蓝染色法是一种粗略的检测存活细胞的方法，不能准确地反映细胞活性的差异。因此，应使用 MTT 比色法或凋亡检测法评价细胞活性或检测早期凋亡细胞。

（三）MTT 比色法

1. MTT 比色法原理

M1T 法是一种通过测定细胞能量代谢水平用以间接反映细胞增殖情况的检测方法。其原理是 MTT 可作为哺乳类动物细胞线粒体中琥珀酸脱氢酶的底物。当有活细胞存在时，线粒体内琥珀酸脱氢酶可将淡黄色的 MTT 还原成紫蓝色的晶状甲瓒，将结晶的甲瓒溶解释放，再用酶联免疫检测仪测定吸光度 OD 值，OD 值的高低可间接反映活细胞的数量及其活性。活细胞多则吸光度大，反之则吸光度小，从而反映出细胞的存活及增殖情况。只有活细胞能够将 MTT 还原成为难溶性的蓝紫色结晶物，而死细胞不能。主要优点：灵敏度高，重复性好；操作简便、经济、快速、易自动化；没有试验放射性污染；可以减少如细胞计数法、软琼脂克隆形成试验中的人为性因素。

2. MTT 比色法测定方法

（1）接种细胞

用 0.25% 胰蛋白酶消化单层培养细胞，用含 10% 胎牛血清的 RPM1604 培养液配成单个细胞悬液，以每孔 100~1000 个细胞接种于 96 孔培养板中，每孔体积 200μL。

（2）培养细胞

将培养板移入 CO_2 孵箱中，在 37℃、5% CO_2 及湿度条件下，培养 3~5d。

（3）呈色

培养 2~5d 后，每孔加入 MTT 溶液（5mg/mL）20μL，37℃继续孵育 4h，终止培养，小心戏曲孔内培养上清液。对悬浮生长的细胞，需离心（1000r/min，5min），然后弃去孔内培养物，每孔加入 150μLDMSO，振荡 10min，使结晶物充分溶解。

（4）比色

选择 490nm 波长，在酶联免疫检测仪上调定各孔吸收值，记录结果。以时间为横轴，光吸收值为纵轴绘制细胞生长曲线。

3. MTT 比色法注意事项

选择适当的细胞接种浓度。由于不同细胞贴壁后面积差异很大，因此，在进行 MTT 试验前，对每一种细胞都应测定其贴壁率、倍增时间以及不同接种细胞数条件下的生长曲线，确定试验中每孔的接种细胞数和培养时间，以保证适时终止细胞培养。这样，才能保证 MTT 结晶形成量与细胞数呈的线性关系。

避免血清干扰。用含 15％胎牛血清培养液培养细胞时，高的血清物质会影响试验孔的光吸收值。因此，一般选小于 10％胎牛血清的培养液进行。在呈色后，尽量吸净培养孔内残余培养液。

设空白对照。与试验孔平行设不加细胞只加培养液的空白孔。其他试验步骤保持一样。最后比色时，以空白孔调零。

加样器操作要熟练，尽量避免人为误差。虽然移液器比移液管精确得多，但是如果操作不熟，CV 会在 8％左右。

如果用 96 孔板，周围一圈孔的值由于液体蒸发和温度梯度原因，存在明显的挥发现象，误差会很大，所以做的时候要求培养箱里的湿度条件控制得比较好，要不就需要弃取周围两轮孔的数据。

MTT 有毒性致突变性，操作时应注意防护。

七、细胞生长曲线绘制

一般细胞传代之后，经过短暂的悬浮后贴壁，随后度过长短不一的潜伏期，即进入大量分裂的指数生长期，在达到饱和密度后，细胞停止生长，进入停滞期，然后退化衰老。典型的生长曲线可分为潜伏期、指数生长期、停滞期及退化衰老四个部分，其中的三个不同生长时期（潜伏期、指数生长期和停滞期）是每个细胞系所共有的特征。通过测定生长曲线，不仅可以了解培养细胞生物学特性的基本参数、测定细胞绝对生长数、判断细胞活力，而且也可用于测定药物等外来因素对细胞生长的影响。

第三节 染色体的核型、分带与流式细胞技术

一、染色体的核型和分带

大部分真核生物几乎所有的体细胞中都具有二倍体数目的染色体，即一般为两套染色体。在间期核中用光镜是看不到染色体的。在有丝分裂中染色体经

染色后其形态和数目在光镜下就可以观察得十分清楚。中期染色体每一个都具有一对姐妹染色单体，它们都处于高度凝聚的状态。一对姐妹染色单体依赖着丝点彼此连在一起。几乎所有的细胞遗传学的分析都要依赖中期染色体。

（一）核型

在一个细胞中全套的中期染色体为核型或染色体组型。对于大部分生物来说，个体中所有细胞的核型都相同，但却有种的特异性。在真核生物中染色体的数目、大小和形态有一个很大的范围，甚至亲缘关系很近的生物它们的核型可能完全不同。正常男性的核型表示 46 条染色体，其中 22 对常染色体可以配对，而 X 和 Y 染色体大小和形态都不同。染色体的核型和带型的资料可以用来分析与先天异常和功能紊乱有关的染色体畸变，或出现一些异常的环形染色体、双着丝点染色体、等臂染色体、异常的端着丝点染色体或额外的小染色体。在人类的核型中，染色体数目是很容易确定的。最大的染色体只有一对，次大的也只有一对，其余都是中等的和小的染色体，从 1 号到 22 号都是常染色体。X 染色体是一个中等大小的中央着丝粒染色体。Y 染色体是很小的染色体。

正常的动、植物核型还可以作为研究分类学和系统学的重要依据。经典分类学主要是依据动植物的各种形态特征。在植物中常依据的是根、茎、叶、花和果实的形态和结构，花的形态结构尤为重要，由于生物形态特征在不同的生态环境中会产生一定的变异，在分类中常引起一些困惑和争论，因此在 20 世纪 80 年代以来又形成了一个新的分支称为细胞分类学，也就是利用各种植物的正常核型的特异性和系统进化中的相关性，来研究形态分类和系统学中的一些疑难问题。

（二）染色体带型

一般的染色体核型常常会遇到三种难题：一是由于在制片过程中染色体的大小和形态会发生一些改变，使形态相近的染色体之间难以鉴别，如人类的 C 组（从第 6 对到第 12 对）染色体就难以准确鉴别，有时寻找一对同源染色体也较困难，只好凭着主观的判断，因此"错点鸳鸯谱"的现象也很难避免。二是难以确定重复、缺失和倒位的存在，更难鉴别其类型，如是相互易位还是单向易位，是末端易位还是中间易位等。三是染色体没有一定的界标，在基因定位时难以描述。遗传学家发展了一项技术那就是染色体的分带染色。分带染色技术是将未染色的中期染色体片经过一定的预处理，再用不同的方法染色，使染色体上出现明显而稳定的斑带。每一号染色体都有不同的带型，这样以上三大难题也就迎刃而解了。分带技术由于染色与预处理的方式不同可产生不同的带型，因此有 G 带、C 带、Q 带、N 带和 R 带等不同技术。

G带技术是其中最常用的技术。方法是先用加热或蛋白水解酶处理未染色的中期染色体片，然后用姬姆萨染料染色，结果染色体呈现清晰、特异的G带。G带反映了染色体DNA上A—T的丰富区，在人类中约有2000条G带可被鉴别。G带不仅稳定且用扫描电镜可在带区见到收缩的痕迹。现在已制成人类的G带标准图谱。可用于鉴定染色体号数及基因定位。在植物中G带技术尚不成熟，不少植物中难以显示G带或者结果很不稳定。

C带技术是和G带技术同时建立的，主要用以显示染色体中的组成型异染区，如着丝粒带。常用于植物的染色体分类。

Q带技术是将中期染色体用氮芥因喹吖染色，在染色体的G带相同区域产生另外的荧光带，在荧光显微镜下可以清晰地看到，虽然可以用于诊断，但受到荧光染色所限，不能长期保留。

R带是和G带相反的带，即G带的深染区正是R带的浅染区，G带的浅染区又正是R带的深染区。R带也就是反带的意思。方法是将中期未染色的片子放在pH4~4.5，温度为88℃的1mmol/L的NaH_2PO_4溶液中温育，然后再染色即可染成R带。

二、流式细胞技术

流式细胞技术（flow cytometry，FCM）是近年来迅速发展起来的细胞或细胞颗粒定量分析和进行细胞分类的新技术。流式细胞仪是流体喷射技术、激光化学技术、电子和计算机技术综合性的高技术产品，其要求被检细胞被荧光染料染色，呈悬浮状态。通过测量在一定波长的激光激发快速流动的粒子（细胞或微粒）发出的荧光和散射光来获得粒子的一些成分及其变化情况，并可对特定的细胞群体进行分选。

流式细胞技术是对单个细胞中的DNA、RNA及蛋白质进行快速测量和自动分析的高技术，其基本原理是悬浮的被荧光染色的分散细胞一个个地依次通过测量区，当每个细胞通过测量区时产生信号，这些信号可以用电脑进行测量、存储、显示。

流式细胞仪目前常用来测定细胞周期各时相的细胞比例，同步分析细胞内DNA、RNA、蛋白质的含量。也常用来测量细胞表面的荧光免疫标记，对细胞进行分类鉴定及功能测定。流式细胞仪用来检测细胞周期时相、DNA合成速度、持续时间等，程序简单、快速、效果准确，而且培养细胞非常适合用作流式细胞仪检测。

（一）流式细胞仪的基本工作原理

流式细胞仪由光源、光学系统、水流系统、光电转换及信号处理、资料储存系统等部分组成。被测对象如细胞等，必须要制备成分散的单细胞悬浮液，经特异性荧光染料染色后，在气压的压力下进入流动室。流动室内充满着另外的液体——鞘液。只有在鞘液的约束下，细胞才能排列成较稳定的单细胞队列并由流动室的喷射嘴喷出，称为细胞液柱。液柱急速下降，与入射的激光束垂直相交，相交点称为测量区。通过测量区的细胞会一个个被入射光激发并产生荧光。在入射光束和液柱垂直的方向放置光学系统并收集荧光信号。该信号被转换成电信号并进入计算机，由计算机对其进行分析处理，并输出结果。

如果要进行细胞分选，则需要在流动室的电压晶体上加一定强度的电流，使之产生机械振动，流动室也随之振动，于是从喷射嘴喷出来的液柱就会断裂成一连串均匀的液滴，其形成的速度可达每秒3万多个。由于液滴形成的数量比同时通过的细胞数量多，因此有些液滴中是没有细胞的。有细胞的液滴会带上正电荷或负电荷继续往下流动。在液滴流动的下方放置两块带高压静电场的偏转板，液滴流动到此时会因电荷相吸的原理，使原来垂直流动的液滴发生偏转，不带电荷的无细胞液滴则继续垂直下流。如果在两块偏转板的下方放置收集管，则可收集到不同的细胞，因此达到分选细胞的目的。

(二) 流式细胞仪的应用

随着对流式细胞术研究的日益深入，流式细胞术已经在基础和临床研究中得到了广泛的应用。

流式细胞术在基础研究中可用于淋巴细胞功能、树突状细胞研究、造血干细胞研究、细胞周期分析、细胞凋亡分析、凋亡相关蛋白分析、细胞功能研究、多药耐药基因研究、肿瘤相关基因表达研究、RNA测定、DNA测定、总蛋白测定、癌基因和抑癌基因表达产物测定、血管内皮细胞研究；在临床研究中用于淋巴细胞亚群测定、血小板分析、网织红细胞分析、白血病和淋巴瘤免疫分析、HLA-B27分析、阵发性睡眠性血红蛋白尿（PNH）诊断、人类同种异体器官移植中应用、细胞因子测定、AIDS诊断与治疗和疗效评价和flow-FISH法测定端粒长度等。

1. 细胞生物学

细胞凋亡研究；定量分析细胞周期并分选不同细胞周期时相的细胞；分析生物大分子如DNA、RNA、抗原、癌基因表达产物等物质与细胞增殖周期的关系；进行染色体核型分析，并可纯化X或Y染色体。

2. 肿瘤学

这是流式细胞术在临床医学中应用最早的一个领域。DNA倍体含量测定是鉴别良、恶性肿瘤的特异指标。近年来已应用DNA倍体测定技术对白血病、淋巴瘤及肺癌、膀胱癌、前列腺癌等多种实体瘤细胞进行探测，用单克隆抗体技术清除血液中的肿瘤细胞。

3. 免疫学

流式细胞术通过荧光抗原抗体检测技术对细胞表面抗原进行分析，进行细胞分类和亚群分析。这一技术对于人体细胞免疫功能的评估以及各种血液病及肿瘤的诊断和治疗有重要作用：研究细胞周期或 DNA 倍体与细胞表面受体及抗原表达的关系；进行免疫活性细胞的分型与纯化；分析淋巴细胞亚群与疾病的关系；免疫缺陷病如艾滋病的诊断；器官移植后的免疫学监测等。

4. 血液学

血液细胞的分类、分型，造血细胞分化的研究，血细胞中各种酶的定量分析：如过氧化物酶、非特异性酯酶等；用 NBT 及 DNA 双染色法可研究白血病细胞分化成熟与细胞增殖周期变化的关系，检测母体血液中 Rh（+）或抗 D 抗原阳性细胞，以了解胎儿是否可能因 Rh 血型不合而发生严重溶血；检测血液中循环免疫复合物可以诊断自身免疫性疾病，如红斑狼疮等；测定血小板膜糖蛋白的表达情况，检查血小板功能；测量网织红细胞的成熟度，判断红细胞增殖能力；网织红细胞计数，反映骨髓造血功能。

5. 药物学

流式细胞术可检测药物在细胞中的分布，研究药物的作用机制，亦可用于筛选新药，如化疗药物对肿瘤的凋亡机制。

（三）流式细胞技术常规检测时的样品制备

1. 细胞悬液的制备

流式细胞仪是测定单个或重复的每个颗粒经光路的信号，因此，细胞必须做成单个细胞悬浮状态，不能聚集，也不允许有细胞碎片存在。

标本如果是属于淋巴细胞等血细胞、骨髓细胞或白血病细胞系或类淋巴细胞系，要经 Ficoll（聚蔗糖）密度梯度离心分离，分离单个核细胞。

实体组织或贴壁生长的上皮成纤维样细胞，需采用酶消化法（胰蛋白酶、胶原酶等）或化学法（EDTA、EGTA 和柠檬酸盐）消化，分散液或洗液最好用无钙、镁的磷酸缓冲盐溶液（PBS），并同时采用机械分散法，将经消化处理的膨松组织，用玻璃珠悬摇或用吸管吹打分散，用 PBS 洗 2~3 次后重悬，最好过一下尼龙或不锈钢网筛 $100\mu m$ 和 $20\mu m$。细胞密度要保证在 $(1~2) \times 10^6/mL$。若标本用于测定单个细胞，需加入 1~5mg/L 的 DNase，将有助于阻止破碎细胞释放的 DNA 造成细胞再聚集，但是若分离的细胞要做 DNA 含量测定之用时，则切勿加 DNase。

步骤：蛋白酶或化学消化→机械吹打→使贴壁细胞脱落→洗涤→尼龙网过滤。

2. 悬液细胞的固定

上述制备的活细胞即可用于流式细胞仪分析，如果染色和流式分析要拖后进行，或为了提高染色效果，则要将细胞预固定。

固定方法如下。

甲醛法细：胞悬于4％多聚甲醛4℃下固定20min。

乙醇法：细胞悬于4℃预冷的70％冷乙醇，在4℃固定18h以上。

丙酮法：于细胞悬液中，缓慢加入冷丙酮，使终浓度为85％。

3. 细胞的染色

（1）直接免疫荧光标记法

①收集 1×10^6 个细胞，用4℃预冷的PBS洗一次，1000r/min离心5min，细胞重悬于2mL PBS中。

②用4％多聚甲醛1mL在4℃固定20min，1000r/min离心5min去上清，然后加2mL PBS重悬洗涤细胞，1000r/min离心5min。

③用1mL含5％正常羊血清（normalgoat serum，NGS）的PBS重悬细胞，冰上孵育1h，1000r/min离心5min去上清。加入200μL含0.5％BSA和10μg/mL荧光标记的抗体的PBS，避光冰上放置45min，离心弃上清，4℃冷PBS洗2次，细胞重悬于PBS中，置于4℃待测。

（2）间接免疫荧光标记法

①收集 1×10^6 个细胞，用4℃预冷的PBS洗1次，1000r/min离心5min，细胞重悬于2mL PBS中。

②用4％多聚甲醛1mL在4℃固定20min，1000r/min离心5min去上清，然后加2mL PBS重悬洗涤细胞2次，1000r/min离心5min。

③用1mL含0.2％Triton-X 100和5％正常羊血清的PBS重悬细胞，冰上放置30min，1000r/min离心5min。

④加入饱和剂量的一抗，冰上放置45min，1000r/min离心5min，用2mL冷的PBS重悬细胞，1000r/min离心5min，洗去未结合一抗，重复洗涤3次。

⑤加入含有与二抗同一寄主的5％的血清和荧光标记的二抗，冰上避光放置45min后，1000r/min离心5min，去上清，PBS洗涤3次，细胞重悬于PBS中，置于4℃待测。

4. 细胞周期、细胞凋亡及DNA倍体分析样品（PI染色）的制备

收集细胞，将样本制成单细胞悬液，然后1000r/min离心5min，弃上清。用4℃预冷的70％冷乙醇在4℃固定细胞18h以上。

收集固定的细胞，重悬于PBS中，调整细胞密度为 10^6 细胞/mL，取1mL

细胞悬液，用 PBS 洗 3 次，细胞重悬于 1mL 含有 25μg RNase A 的 PI（碘化丙啶）染液中，37℃孵育 30min 即可进行流式分析。

（四）流式细胞仪的使用步骤

因为不同厂家、不同型号的机器在使用程序上有所不同，现在仅将其中共性的部分列举出来，正确的使用步骤是保证仪器性能、确保实验结果和实验安全的关键步骤，所以在使用前一定要仔细阅读使用说明书，切不可凭感觉、想当然，这样可能会造成仪器的重大损伤，并带来严重的安全隐患。

打开电源，对系统进行预热。打开气体阀，调节压力，获得适宜的液流速度；开启光源冷却系统。在样品管中加入去离子水，冲洗液流的喷嘴系统；打开储液箱，倒掉废液，并在废液桶中加入 400mL 漂白水原液。打开压力阀，取出鞘液桶，将鞘液桶加至 4/5 满（一般可用三蒸水，做分选必须用 PBS 或 FACS Flow），合上压力阀。确实盖紧桶盖，检查所有管路是否妥善安置。

利用校准标准样品，调整仪器，使在激光功率、光电倍增管电压、放大器电路增益调定的基础上，0°和 90°散射的荧光强度最强，并要求变异系数为最小。

选定流速、测量细胞数、测量参数等，在同样的工作条件下测量样品和对照样品；同时选择计算机屏上数据的显示方式，从而能直观掌握测量进程。

样品测量完毕后，再用去离子水冲洗液流系统。因为实验数据已存入计算机硬盘（有的机器还备有光盘系统，存储量更大），因此可关闭气体、测量装置，而单独使用计算机进行数据处理。

（五）流式细胞仪的使用注意事项

1. 在操作和使用中的注意事项

光电倍增管要求稳定的工作条件，暴露在较强的光线下以后，需要较长时间的"暗适应"以消除或降低部分暗电流本底才能工作；另外还要注意磁屏蔽。

光源不得在短时间内（一般要 1h 左右）关上又打开；使用光源必须预热并注意冷却系统工作是否正常。

液流系统必须随时保持液流畅通，避免气泡栓塞，所使用的鞘流液使用前要经过过滤、消毒。

注意根据测量对象的变换选用合适的滤片系统、放大器的类型等。

特别强调每次测量都需要对照组。

质量控制和注意事项。流式细胞仪并非是完全自动化的仪器，准确的实验结果还需要准确的人工技术配合，所以标本制备需要规范，仪器本身亦需要质量控制。

2. 影响因素和质量控制

流式细胞术在免疫学中有着广泛的应用，其免疫荧光染色的标本制备非常重要，常常由于标本制备过程中出现人为非特异性荧光干扰（尤其在间接免疫荧光染色中）或细胞浓度低等影响检测结果。解决这些影响因素的方法如下。

确保标本上机检测前的浓度为 1×10^6 个/mL，细胞浓度过低直接影响检测结果。

使用蛋白封闭剂，封闭非特异结合位点，尤其在间接免疫荧光标记时必不可少。常用的蛋白封闭剂为 0.5% 牛血清白蛋白和 1% 胎牛血清。

荧光抗体染色后要充分洗涤，注意混匀和离心速度，尽量减少重叠细胞和细胞碎片。

设置对照样品时，要采用与抗体来源同型匹配的无关对照和荧光抗体的本底对照。

判定结果时，应注意减去本底荧光，为使免疫荧光的定量分析更精确，应用计算机程序软件，用拟合曲线方法从实验组的曲线峰值中减去对照组的曲线峰值，可以得到更准确的免疫荧光定量结果。

注意染色后避光，保证细胞免疫荧光的稳定。

3. DNA 倍体分析的质量控制

手术切除的新鲜标本或活检针吸标本取材时，要避免出血坏死组织。

标本采集后要及时固定或低温保存，以免组织发生自溶、DNA 降解，而造成测试结果的误差。

固定剂要采用对组织细胞穿透性强的浓度，70% 乙醇溶液固定效果较好。

单细胞悬液制备过程中，注意将待测细胞成分分离出来，减少其他成分的干扰，并注意不要损伤该群细胞。

细胞样品的采集要保证足够的细胞浓度，即 1×10^6 个/mL，杂质、碎片、团块和重叠细胞数应小于 2%，对肿瘤细胞 DNA 异倍体的分析样品，至少有 20% 的肿瘤细胞存在。

石蜡包埋组织单细胞制备时要注意：取材时应选取无自溶、坏死的组织，对肿瘤组织标本，选取含肿瘤细胞丰富的区域；石蜡组织片的厚度要适宜，最好为 $40\sim50\mu m$。过薄或过厚的切片均会影响检测结果；彻底脱蜡，以免残留的石蜡影响酶的消化活性，验证脱蜡是否完全的方法是弃去二甲苯，加入无水乙醇，如果无絮状物浮起，说明蜡已脱净；水化要充分，使组织还原到与新鲜组织相似的状态；注意消化的时间和消化酶的活性，常规使用 0.5% 胃蛋白酶，pH1.5。

第四章 其他生物检测技术

第一节 生物酶检测技术

酶是由活细胞产生的、对其底物具有高度特异性和高度催化效能的蛋白质或 RNA。大多数酶的本质是蛋白质，具有一级氨基残基序列结构以及与生物催化功能有关的空间结构，因而辅基和辅因子也对酶的空间结构维持和催化效率具有较大关联。作为一种生物催化剂，酶对于维持各种生物的生命特征具有重要意义，关乎新陈代谢的方方面面。酶的催化作用具有特异性高、反应条件温和、容易受到环境影响等特性，随着酶制备、分离、固定化等技术研究方面的不断进步，酶促反应的特征逐渐被应用于各种相关工业、产业中。

食品安全监测管理方面，由于生物酶检测技术具有分析快速、特异性高等优点而受到研究者的青睐，研究开发了多种原理的检测方法类型以适应不同的分析目标和环境。

一、酶抑制法检测

（一）酶抑制法检测技术原理

酶抑制法是利用酶的功能基团受到某种物质的影响，而导致酶活力降低或丧失作用的现象进行检测的方法，该物质即称为酶抑制剂。酶抑制剂对酶有选择性，是研究酶作用机理的重要工具。对于加工食品及其原料中涉及的酶抑制剂，主要包括农业生产中用到的农药或兽药（杀虫剂）。有机磷和氨基甲酸酯类农药能够抑制昆虫中枢和周围神经系统中的乙酰胆碱酯酶活性，从而引起昆虫死亡。在酶反应试验中加入乙酰胆碱酯酶的底物和显示剂，即可通过某种特定化合物引起的信号变化，检测农药残留。由于检测过程依赖酶促反应，酶抑制法与酶的种类、显色反应的底物、反应时间、温度等有密切关系。

另外一大类使用酶抑制法检测的食品安全污染物是重金属类，其原理是重金属离子对碱性磷酸酶具有抑制作用，可选择本身无色的底物，发生酶促反应之后生成有色底物进行检测，也可通过产物再与其他发色物质产生作用，增强颜色反应，从而进行测定，开发出重金属离子酶抑制法检测技术。

（二）酶抑制法检测技术特点

酶抑制检测法能在较短的时间内检测出有机磷类和氨基甲酸酯类农药在果蔬中的残留量，将残留超标的产品控制在市场之外，防止食用引起急性中毒。酶抑制检测法能在短时间内检测大量样本，成本低，对操作人员技术要求不高，易于在农产品生产基地和批发市场推广，是目前我国控制农药残留的一种有效方法。有些植物如黄瓜、韭菜、菜花、马铃薯、葛芭等本身存在对有抑制作用的活性物质如氯代烟碱类物质，这些活性物质对检测造成一定的干扰，易引起"假阳性反应"，并且有些样品提取液颜色较深，在检测的时候会严重影响测定结果，必须使用活性炭或者硅藻土吸附颜色，操作显得有些烦琐。

该技术应用主要有酶片法和比色法两种检测类型。酶片即为浸渍有胆碱酯酶或其他敏感酶类的滤纸片或类似载体物质，可以达到便于携带和现场操作，用于固定的酶主要是乙酰胆碱醋酶和植物酯酶。比色法检测农药残留所用的主要仪器是分光光度计以及对分光光度计进行改装而生产的速测仪。具有良好的检测效果，具有操作简单、快速、自动化程度高、灵敏度合适、成本低等优点。

（三）酶抑制法在食品检测中的应用

乙酰胆碱酯酶抑制法是目前使用最广泛的有机磷农药电化学检测法，能在半小时内快速测定蔬菜中有机磷农药及氨基甲酸酯类农药残留。邱朝坤等对酶抑制法快速检测有机磷农药残留进行了研究。以鲫鱼脑、肝脏和肌肉乙酰胆碱酯酶为检测用酶，对5种蔬菜中有机磷农药残留进行检测，根据AChE酶活抑制率和农药抑制方程，判断农药残留情况。当AChE酶活抑制率大于35%时，可判断该样品中农药残留超标，该方法的回收率在80%~120%之间。有机磷水解酶也被用于检测农药残留适应范围广，缺点是目前尚无商品化的有机磷水解酶，所发表研究成果中的有机磷水解酶均是通过基因工程的方法制备获得。因此，该方法目前普及较为困难，成本较高。

此外，酶抑制法由于所选择酶类的特异性不同，还可以适用于兽药、抗生素等多种食品危害污染物的测定分析。

（四）酶抑制法发展背景

随着科技的进步，酶抑制法有利于实现快速和便携的检测，在食品安全管理过程中的应用不断扩展，其中比色法已经得到了较广泛的应用。但仍存在一些需要解决的技术性难点，这也是酶抑制法发展的方向和前景。首先，检测仪器还需要针对检测机理并与当前先进的自动化控制技术等结合以利便捷化创新；其次，胆碱酯酶的制备、提取、贮存等技术以及适宜于固定化酶重复使用的改进，是该技术能够降低成本，不断推广的坚实后盾；此外，克服酶抑制法不利于多分析物同时测定的缺陷，通过制备试剂盒，实现技术的整体推广，是该技术发展的前景目标。

二、ATP 生物发光法

ATP（三磷酸腺苷）生物发光法是一种利用荧光素酶催化 ATP 参与反应，引起检测体系光学性质变化，并被检测的一种比较常见的食品细菌检测技术。ATP 是活细胞中的一种供能物质，含有两个高能磷酸基团。一般来说，不同细菌中的 ATP 含量基本相同，约含有 1~2fg，在相同的实验条件下，一定浓度范围内的 ATP 发光反应的光强与 ATP 浓度呈良好的线性关系。

但是 ATP 荧光反应所发出的荧光强度较低，较低的发光强度使得检测系统的准确度较低且较容易受到外界的干扰。

ATP 生物发光法的优点主要是快速、简便、重现性好；而由于其要求样品中细菌浓度最低不少于 1000 个/ml，使得灵敏度有时达不到卫生学要求。此外，ATP 生物发光法不能区分微生物 ATP 与非微生物 ATP；并且由于食品本身、ATP 提取剂等含有离子，某些离子又会对 ATP 的测定造成干扰、抑制发光作用等。

ATP 生物发光法的应用范围十分广泛，现已应用于食品工业的众多领域。例如，用生物发光法测定肉类食品中细菌污染情况，表明二者具有良好的相关性。ATP 生物发光法还可用于乳制品中乳酸菌的测定、啤酒中菌落总数测定、调味品及脱水蔬菜的细菌学测定等。生牛乳检测时，将其用 PBS 缓冲液稀释 20 倍，取 50μL 加入滴体细胞裂解剂混匀并过滤，然后膜上加入 2 滴细菌裂解剂，再加入 50μL 酶反应试剂，用枪反复吹吸 3 次后检测发现，ATP 生物发光法检测结果与培养及平板计数法结果之间有良好的线性关系。肉类食品中微生物检测时，生肉类食品由于体细胞 ATP 对结果的干扰较大，因此需要清除掉样品中体细胞 ATP，其采用的方法是首先用 0.2% 的 TritonX－100 和 0.15% 的 apyrase 混合液清除体细胞 ATP，然后加入 3% 的三氯乙酸混合并振摇 1min，离心后取上清检测 ATP，该光值即为细菌 ATP 发光值，整个过程需 15mino 而熟肉类中非细菌 ATP 含量低，对结果影响较小可以省略清除体细胞 ATP 步骤而直接测定，整个过程需 4min。

ATP 生物发光法快速，操作简便、灵敏度高，具有其他微生物快速检测方法不可比拟的优势，但会受到微生物数量、非微生物 ATP、ATP 提取剂、pH、温度、色素等诸多因素的影响。在实际应用中，应设法将这些干扰因素减少到最低。当前科技发展条件下提高 ATP 荧光发光强度可从两方面进行，一是富集并提高细菌溶液的浓度时所释放出的 ATP 含量便会增加，提高发光强度；二是通过增强荧光素酶的活性或将游离 ATP 富集来提高相同浓度 ATP 溶液的发光强度。

第二节 生物传感器技术

生物传感器选用选择性良好的生物材料（如酶、DNA、抗原等）作为分子识别元件，当待测物与分子识别元件特异性结合后所产生的复合物（光、热等）通过信号转换器变为可以输出的电信号、光信号等并予以放大输出，从而得到相应的检测结果。生物传感器具有较好的敏感性、特异性、操作简便、反应速度快等优势，横跨生物、化学、物理、信息等域，结合了生物技术、材料技术、纳米技术、微电子技术等，是一门交叉学科的研究与应用技术，也是当今世界科学发展的前沿。

一、生物传感器原理及分类

生物传感器是一种由天然（组织、细胞、核酸、抗体、酶等）、加工（重组抗体、工程蛋白等）生物材料或仿生材料（合成催化剂、印迹聚合物等）与物理化学的换能器或换能微系统紧密结合或集成的分析仪器。换能器包括光学、电化学、温变、压电、磁性或微机械性等种类，能够将生物化学变化转换为电信号输出。不同种类的生物材料和换能器具有不同的性质，能适应不同物质的检测。

按照换能检测原理不同，生物传感器可分为电化学式和光学式两大类。其中电化学式包括电位式、电流式和电导式，光学式包括吸光式、反光式和发光式。根据传感器输出信号的产生方式可分为生物亲和型、代谢型和催化型、生物亲和型生物传感器利用抗原与抗体间特异性识别来对抗原、半抗原或抗体进行检测，它检测的是热力学平衡的结果；催化型生物传感器则利用酶专一性和催化性，在接近中性和室温条件下对酶作用的底物进行检测，它检测的是整个反应动力学过程的总效应。根据生物传感器中生物分子识别元件上的敏感物质可分为酶传感器、微生物传感器、组织传感器、基因传感器和免疫传感器等。根据生物传感器的信号转换器类型可分为电极式、热敏电阻式、离子场效应晶体管式、压电晶体式、表面声波式和光纤式等。

各类型电化学生物传感器中，生物活性物质与特定反应物发生反应，从而使特定生成物的量有所增减。常用的这类信号转换装置有氧电极、过氧化氢电极、氢离子电极、其他离子选择性电极、氨气敏电极、二氧化碳气敏电极、离子场效应晶体管等。

压电生物传感器利用压电石英晶体对表面电极区附着质量的敏感性，并结合生物功能分子（如抗原和抗体）之间的选择特异性，使压电晶体表面产生微小的压力变化，引起其振动频率改变可制成压电生物传感器。它主要由压电晶体、振荡电路、差频电路、频率计数器及计算机等部分组成。

光学生物传感器利用各种特制光学元器件，将生物特异性反应引起的物质变化转变为光发生、传递等过程的信号变化，并加以检测。

二、生物传感器技术特点

生物传感器相比其他常规化学分析方法，具有快速、准确、方便等优点，具有广阔的应用前景。传感器是一种可以获取并处理信息的特殊装置，如人体的感觉器官就是一套完美的传感系统。通过眼、耳、皮肤来感知外界的光、声、温度、压力等物理信息，通过鼻、舌感知气味和味道这样的化学刺激。而生物传感器是一类特殊的传感器，它以生物活性单元（如酶、抗体、核酸、细胞等）作为生物敏感单元，对目标测物具有高度选择性的检测器。

采用固定化生物活性物质作催化剂，价值昂贵的试剂可以重复多次使用，克服了过去酶法分析试剂费用高和化学分析烦琐复杂的缺点。专一性强，只对特定的底物起反应，而且不受颜色、浊度的影响。分析速度快，可以在一分钟得到结果。准确度高，一般相对误差可以达到1%。操作系统比较简单，容易实现自动分析。成本低，在连续使用时，每例测定仅需要人民币几分钱。

有的生物传感器能够可靠地指示微生物培养系统内的供氧状况和副产物的产生。在产控制中能得到许多复杂的物理化学传感器综合作用才能获得的信息。同时它们还指明了增加产物得率的方向。

生物传感器具有多分析及同时分析特性，便于使用芯片进行化验检测等。物传感技术可以准确、轻松地检测食品中的有害物质，并完成在线检测。作为功能元件，生物传感器的尺寸很小，主要基于生物技术，可以检测标准物质。具体参数的输入可以保证系统识别和生物成分分析过程中信息的正确识别。同时，研究人员可以分析蛋白质和糖含量，并在细菌检测过程中测量大肠杆菌毒物等有害物质。该技术因其检测结果高、准确率高而被广泛应用于广泛的检测中。

三、常见的生物传感器及其在食品安全检测中的作用

（一）酶传感器

酶生物传感器是将酶作为生物敏感基元，利用酶的高效特异性催化生物活性，通过各种物理、化学信号转换器捕捉目标物与敏感基元之间的反应所产生的与目标物浓度成比例关系的可测信号，实现对目标物定量测定的分析仪器。它既有不溶性酶体系的优点，又具有电化学电极的高灵敏度，同时还具有酶促反应体系的高选择性，能够直接在复杂试样中进行测定。根据信号转换器的不同，酶传感器主要有酶电极传感器、离子敏场效应晶体管酶传感器、热敏电阻酶传感器和光纤酶传感器等几类。

随着生物技术、纳米技术、酶固定化技术等研究的深入和成果的积累，酶生物传感器的发展经历了3个不同阶段。首先是通过直接检测电极反应体系中生成或消耗的电活性物质，来检测分析物；其次是通过引入以过渡金属阳离子及其络合物为代表的电子媒介体（如醚类等）取代 O_2、CO_2 等天然底物作为电子受体，以实现酶促反应氧化还原中心与电极之间的电子快速传递，并用于检测；最后是以电极基质材料进行改性研究以及酶的固定化研究为基础，提出酶与电极直接建立电子通信的直接电化学传感器。受酶催化特性所限，辣根过氧化物酶、葡萄糖氧化酶、超氧化物歧化酶等少数物质酶可用于构建传感器并广泛应用。

对于食品安全监测管理，各种酶生物传感器的应用范围涉及食品工业生产在线监测、食品中成分分析、食品添加剂分析、鲜度、有害毒物的检测、感官指标分析法等诸多方面。例如，将玻碳电极表面氧化处理后，用戊二醛作交联剂，将新亚甲蓝及辣根过氧化酶标记的青霉素多克隆抗体修饰到电极表面，制成的高灵敏电流型青霉素免疫传感器，可用于鸡肉中含有的青霉素检测，其线性范围是 5~45ng/g，最低检出限为 1.90ng/g。通过将亚硫酸盐氧化成硫酸盐来检测食品中的亚硫酸盐的酶生物传感器也得到了应用。

（二）组织传感器

组织传感器是以动植物组织薄片固定在载体材料上作为敏感元的生物传感器，主要依赖生物组织中所包含的酶发挥功能，基本原理与酶传感器相同。区别在于组织传感器用自然界中的物质本身探测自然，省去了酶传感器中酶的分离提取等复杂的过程；重建酶时也不需要额外添加辅助因子，制作简单，价格低廉，使用寿命相对而言比较长，还可以用于酶催化途径不清楚的体系上。

（三）微生物传感器

微生物传感器是生物传感器的一个重要分支，由固定化微生物、换能器和

信号输出装置组成，以微生物活体作为分子识别敏感材料固定于电极表面构成的一种生物传感器。它的基本原理是：固定化的微生物数量和活性在保持恒定的情况下，它所消耗的溶解氧量或所产生的电极活性物质的量，反映了被检测物质的量。微生物传感器可分为两大类：一类利用微生物的呼吸作用；另一类是利用微生物菌体内所含有的酶的作用。

食品工业中，微生物传感器成本低和设备简单，尤其适用于主要在发酵过程监测，因为发酵过程中常存在对酶的干扰物质，并且发酵液往往不是清澈透明的，不适用于光谱等方法测定。主要常用的种类有葡萄糖传感器、同化糖传感器、醋酸传感器、酒精传感器、甲酸传感器、谷氨酸传感器等。如在谷氨酸发酵生产过程中，利用大肠杆菌作为敏感元件制成的微生物传感器，将产生的CO_2与CO_2气敏电极组装在一起，来测定谷氨酸的含量。

环境监测中，微生物传感器主要用于生化需氧量的测定。生化需氧量的测定是监测水体被有机物污染状况的最常用指标，比如日本在污水检测中，利用荧光假单胞菌做成的微生物传感器，可在15min内测定BOD而取代传统的5天BOD测定法。

另外，微生物遇到有害离子Ag^+、Cu^{2+}，等会产生中毒效应，可利用这一性质，实现对废水中有毒物质的评价，使用基于活性污泥的微生物传感器监测污染废水中染料对微生物的毒性影响，从而避免有毒染料进入生物反应器内，确保废水处理体系稳定运行。微生物传感器还可应用于测定多种污染物，气体传感器用于监测大气中氮氧化物的污染；硫化物微生物传感器用于测定煤气管道中含硫化合物；酚微生物传感器能够快速并准确地测定焦油、炼油、化工等企业废水中的酚。

（四）免疫传感器

免疫传感器是基于抗原抗体特异性识别功能与高灵敏的传感技术结合而形成的一类生物传感器。免疫传感器的工作原理和传统的免疫测试法相似，都属于固相免疫测试法，即把抗原或抗体固定在固相支持物表面，来检测样品中的抗体或抗原。免疫传感器的检测方法与ELISA方法近似，主要包括直接法、竞争法和夹心法，竞争法可以分为直接竞争法和间接竞争法；按照分析过程中是否使用标记物可分为非标记型和标记型两种形式。

免疫传感器的检测器适应性广，种类多，其中研究最早，种类最多，也较为成熟的是电化学检测器，包括电位型、电导型、电容型和电流型四种；光学检测器主要包括光纤、光栅、表面等离子体振荡等；此外还有压电晶体、声波等其他种类。

免疫传感器的特点与抗体性质有关，专一性强，选择性高，一般只能检测具有抗原性的物质。

免疫传感器在食品安全管理监测中可用于检测各种致病菌、农药残留、抗生素、生物毒素的检测等诸多方面。例如，可以先用含有抗沙门氏菌的磁珠将待测液中的沙门氏菌分离，然后加入碱性磷酸酯酶标记的二抗，形成抗体－沙门氏菌－酶标抗体的结构，先经磁分离，再由酶水解作用后，底物对硝基苯磷酸产生对硝基苯酚，通过在404nm下测定对硝基苯酚的吸光度来测定沙门菌的总数，结果良好。还可以将带有能分辨出活性、完整内酰胺结构的，具有羧肽酶活性的微生物受体蛋白用作探测分子，利用内酰胺类抗生素存在时，受体蛋白和抗生素之间形成稳定的复合物抑制酶活性，从而检测牛奶中青霉素G，获得低于欧洲标准的检测限。

抗体的制备技术和固定化酶技术日益成熟，同时基因工程进行定向化也为抗体的多能性提供了可能，从而为免疫传感器的创新发展和应用提供了基础。纳米技术、信息技术逐渐与免疫传感器相结合是未来发展的主要趋势之一，生物传感器寿命、稳定性及制备的复杂性制约着研究成果商品化与批量生产。相信随着新一代生物兼容性强、稳定性高的生物传感器的开发和成熟，免疫传感器在食品检测中的应用将会更加广泛。

按照免疫传感器信号检测过程是否需要对参与反应的生物分子进行标记，免疫传感器可分为非标记型和标记型两种。非标记免疫传感器是将抗体或抗原固相化在电极上，当其与溶液中的待测特异抗原或抗体结合后，引起电极表面膜和溶液交界面电荷密度的改变，产生膜电位的变化，变化程度与溶液中待测抗原或抗体的浓度成比例。标记免疫传感器则是将特异抗原或抗体用酶等标记后，在反应溶液中其可与待测抗原或抗体竞争与电极上抗体或抗原结合，取出电极洗涤去除游离抗原或抗体后，再浸入含酶的底物的溶液中测定。

由于免疫传感器的结构特征，不同的抗体可用于构建不同原理和用途的检测仪器，使其在食品安全检测中的应用广泛、适用分析物众多、性能各异。免疫生物传感器用于检测食源性致病菌的种类众多，包括沙门氏菌、单核增生李斯特菌、大肠杆菌等，各传感器检测信号种类也存在差异，但为快速检测技术的发展提供了借鉴。免疫传感器用于分析小分子药物类物质，同样开发了许多实际应用范例，农、兽药残留以及微生物产生的毒素等均可被特异性的快速分析检测。重金属污染的种类多、且不同离子对于化学检测的适用原理也具有差异，相应的样品预处理方法要求也不同，使得传统化学检测方法难以同时进行安全管理检测，而免疫传感器的开发和使用，则使同时快速分析食品中的不同重金属离子污染得以实现。免疫传感器本身所具有的多学科交叉融合特性，使其具备了便于自动化、集成化、检测灵敏高效、特异性强等其他学科领域的优势，更有利于其在食品安全检测中的广泛应用。

（五）核酸生物传感器

核酸生物传感器是以 DNA（RNA）为敏感元件，通过换能器将 DNA 与 DNA、RNA、药物、化合物、自由基等相互作用的生物学信号转变成可检测的光、电、声波等信号的物理装置。其识别层由固定在换能器上的用于特异性识别靶序列的探针以及其他一些的辅助物质组成，换能器则可将杂交过程所产目标 DNA 进行准确定量，类型包括电化学、压电晶体、光学器件等。

核酸生物传感器是基于核酸分子杂交和 Watson－Crack 碱基配对原理而发展起来的一种用于核酸序列识别检测的新技术。与其他检测方法如凝胶电泳检测相比，它的出现大大缩短了目标物的检测时间，而且无污染、操作简单化，既可定量，又可定性，并且便于变性分离与重复利用，为 DNA 序列检测和单碱基突变的识别提供了新型高效的检测手段。

核酸生物传感器用于食品安全管理监测的主要检测对象是各种污染食品的微生物检测，可以通过遗传物质快速体外扩增后，直接检测目标特异性序列，达到高效、快速鉴别微生物污染。例如，一种一次性电位计传感器，用于核酸的扩增偶联检测。在核酸的等温扩增期间通常会释放氢离子。使用带有商业金属氧化物半导体场效应晶体管和环形振荡器组件的完整电路直接测量扩展栅极的氧化物功能化电极上的表面电势，从而实现了经济高效，便携式且可扩展的时核酸分析。另外，对于转基因食品的监测管理是核酸生物传感器的又一优势应用，能够用于转基因食品中外源基因的特异性检测，从而便利转基因食品安全管理。例如，将样品进行 PCR 扩增，进行信号放大；利用标记在等离子共振传感器表面的单链 DNA 探针，检测 PCR 扩增产物中的 35S 启动子和 NOS 终止子来检测转基因作物。此外，随着核酸适体结构、用途、原理、种类等研究成果的积累，以及核酸生物传感器相关技术的成熟和稳定，适体生物传感器由于对目标检测物的广泛适用性，将愈加促进相关研究和产品推广。伴随指数富集配体系统进化技术的发展，核酸适配体被筛选出来，并能与各种靶物质发生高特异性结合，因此开发基于适配体的生物传感器具有很大的发展潜力。比如将多层纳米结构的石墨烯与等离子体聚丙烯酰胺结合，利用探针对汞离子的特异性识别，形成结构，引起石英芯片表明频率的变化，从而达到检测汞离子的目的，该传感器至少可以重复使用 10 次。此外基因工程研究中涌现出的基因编辑等技术原理与核酸生物传感器的有效结合，也将有利于核酸生物传感器的进一步发展和推广应用。

（六）细胞生物传感器

细胞生物传感器是基于活细胞作为生物敏感元件承载生物特异性反应，使之与电极或其他信号元件结合，定性定量地检测细胞的基本功能信息。生命过程中存在各种氧化还原反应、离子组成和浓度的变化，细胞生命活动伴随着电子产生和电荷转移，可以利用电化学方法来揭示细胞功能变化以及细胞生长和发育的信息。细胞传感器的换能检测方式包括光学荧光、分子磁共振成像、表面增强拉曼散射（SERS），比色法，扫描检测和电化学等。

依据相应的机理，可以把电化学细胞传感器分为两种：一种是利用细胞体内的酶系和代谢系统对其相应底物进行检测。比如报道的一种基于FA－GAM－OA独特的结构，对Fe（CN）64－产生了极好的电催化活性，使得电化学传感器对肝癌细胞的检测表现出极佳的分析性能。

细胞是构成生物形态和功能的基本单位，对细胞结构和活性的研究是生命科学研究的重要基础。细胞传感使用活细胞作为检测装置或传感元件，通过发现活细胞的基本功能信息和细胞对化合物的反应，它可以量化和确定细胞的活力和分析特性。活细胞感知对于细胞的结构和功能、生命活动的规律和自然、疾病的诊断、癌症和抗衰老药物的设计以及环境的监测都非常重要。

第五章 分子生物学检测技术及其应用

第一节 分子生物学检验基础

一、分子生物学检验的性质、任务和特点

分子生物学检验是以分子生物学理论为基础，利用分子生物学的技术和方法研究人体内源性或外源性生物大分子和大分子体系的存在、结构或表达调控的变化，为疾病的预防、预测、诊断、治疗和转归提供信息和决策依据的一门学科。其基本原理是检测DNA或RNA的结构变化与否、量的多少及表达功能是否异常，以确定受检者有无基因水平的异常变化，并以此作为确认疾病的依据。

分子生物学检验的任务是利用遗传学、病理学、免疫学、生物化学、基因组学、蛋白质组学和分子生物学的理论和方法，探讨疾病发生和发展的分子机制；为整个疾病过程寻求特异的分子诊断指标；运用分子生物学技术为这些分子诊断指标建立临床实用的、可靠的检测方法。

分子生物学检验的特点是直接从DNA/RNA水平检测基因结构及其表达水平是否正常，从而对疾病做出诊断。与传统的实验诊断技术相比，分子生物学检验不仅具有早期诊断、特异性高、灵敏度高等优点，还能确定个体的易感性，评估患病风险，以及对疾病的分期、分型、疗效和预后做出判断。

首先，分子生物学检验可用于研究基因差异表达，对组织细胞各分化阶段特异性表达的基因进行检测；其次，分子生物学检验不仅可对某些疾病做出准确检测，还能对疾病的易感性、发病类型和阶段、感染性疾病以及疾病抗药性作出判断；最后，分子生物学检验还可快速检测不易在体外培养（如艾滋病病毒、各种肝炎病毒等）和不能在实验室安全培养的病原体，并可采用DNA长度片段多态性分析，对病原体进行基因分型。因此，分子生物学检验已成为实验诊断学（或称临床检验医学）的一个重要组成部分，是联系临床与基础学科

的纽带。随着基因组时代的到来，分子生物学检验已成为医学院校检验专业一门重要的主干课程。

二、分子生物学检验在实验诊断中的应用

（一）分子生物学检验在遗传性疾病诊断中的应用

以分子生物学为基础的基因诊断则是在 DNA 水平上对遗传疾病进行诊断，可揭示发病的遗传本质，不但可鉴定表现症状的有害基因纯合个体，也可鉴定出没有异常表型的有害基因的携带者，尤其适用于早期诊断。因而，基因诊断与传统的遗传性疾病诊断方法相比具有更准确、更可靠和诊断时间更早的特点。

遗传性疾病的诊断方式，可分为直接检测和间接检测两种。对致病基因的发病机制已研究得很明了，且遗传性疾病是由于一个或有限的几个已探明的基因突变造成，可依据分子生物学技术设计检验方法，对突变位点直接进行检测，如 β 地中海贫血、囊性纤维变性等。对致病基因尚一无所知或已知致病基因及其部分结构，但由于致病基因产生的突变多样化，或由于致病基因属于微效多基因，尚未确定和测序，因而无法用直接方法诊断，这种情况下主要依靠基因外与之紧密连锁的限制性片段长度多态性（RFLP）和微卫星 DNA 序列进行间接分析。如 X 连锁脆性智力低下综合征、Huntington 病、Wilson 病、甲型血友病等。这些与致病基因相连锁的具有多态性的 DNA 序列被称为遗传标记。随着人们对某些遗传病的病理分子生物学了解的日益深刻，可以直接检测的遗传病种类也会日益增加。

（二）分子生物学检验在感染性疾病诊断中的应用

感染性疾病的诊断长期以来多采用形态学、生物化学及血清学诊断方法，这些方法常存在灵敏性和特异性低及检测速度慢等不足之处，操作亦存在一定的局限性。近年来分子生物学检验已应用于几十种感染性疾病的诊断，为感染性疾病的病原学和流行病学诊断提供了新的有力武器。

1. 病原体的分子鉴定与分类

如肺孢子菌的生物学鉴定与分类，长期存在较大分歧。过去倾向于将该病原体归为原虫，因而命名为写氏肺孢子虫。埃德曼等通过对肺孢子菌生物高度保守性的 16S rRNA 编码基因进行核苷酸序列分析与鉴定，发现肺孢子留的核苷酸序列与酿酒酵母同源性较高。此后亦有学者发现肺孢子菌基因及其编码的蛋白均与真菌非常接近。因而从分子水平完全支持肺孢子菌应归属于真菌的学说。

2. 感染性疾病的分子诊断

在临床病原菌的检测中，利用细菌、真菌 16S rRNA 基因的高度保守性特点，通过设计保守区引物，即所有细菌或真菌的共同引物，经 PCR 扩增即可判断细菌的存在与否。此外，分子诊断技术还可对感染性疾病的病原体进行定量分析。如乙型肝炎和丙型肝炎病毒载量的定量测定，则能反映患者体内病毒复制情况，能更好地指导临床治疗方案的制订。

3. 病原体耐药性的分子机制

分子生物学技术的发展促进了对各种药物耐药机制的研究。如通过探针杂交、单链构象多态性（SSCP）分析、直接测序分析等方法，证实过氧化氢酶的编码基因的点突变、插入和缺失是造成异烟肼耐药的主要原因。这将为临床耐药结核分枝杆菌快速筛查及新型抗结核药物的研发提供理论依据。

4. 病原体基因分型

基因分型方法在分子流行病学调查、控制医院感染等方面具有重要意义。如通过基因分型来判定临床分离株与环境株基因型是否相同，以追踪传染源，明确传播途径及确定有无暴发流行。常用基因分型方法有限制性片段长度多态性分析、质粒图谱分析、基因指纹图谱分析、核糖体分型及基因序列分析等。利用分子生物学技术建立起来的病原体基因分型方法，逐步代替了传统的表型基础分型。

病原体的分子生物学检验与传统的检验相比具有：灵敏性、特异性高。特别是体外不易培养或要求条件苛刻的病原体，可不经培养而直接进行鉴定。可检出某一病原体的亚型，并有助于流行病学调查。可区别结构近似的或变异的菌/毒株。可提供有关发病机制和预后的信息。如人乳头痛病毒（HPV）的某些型与宫颈癌、阴茎癌等生殖系统肿瘤的发病有关，鉴别这些株型和确定潜在性或活动性病逐感染具有提示预后的意义。可检出抗感染治疗中的耐药菌株。应用病原菌耐药基因探针检测耐药菌，如耐苯唑青霉素的金黄色葡萄球菌。

（三）分子生物学检验在肿瘤诊断中应用

肿瘤在本质上是基因病，即人体基因在各种环境或遗传的致癌因素的影响下发生变异，从而激活癌基因或导致抑癌基因的沉默，再加上一系列调节因子的作用引起细胞癌变，最终形成恶性肿瘤。随着高通量分子分析技术的发展，使人们能够从 DNA、RNA 和蛋白质水平上对肿瘤进行全面研究。目前，肿瘤的分子诊断技术主要有基因测序、生物芯片技术、PCR、单核苷酸多态性（SNP）分析等。

1. 肿瘤易感基因检测

与肿瘤发生发展相关的基因称为肿瘤易感基因。肿瘤易感基因可以检测出人体内是否存在肿瘤易感基因或家族聚集性的致癌因素，根据个人情况给出个性化的指导方案。肿瘤易感基因检测特别适合家族中有癌症病例的人群，可以帮助这类人群提前了解自身是否存在肿瘤易感基因。目前已明确的肿瘤易感基因有 Rb1（视网膜母细胞瘤）、WT1（肾母细胞瘤）、p53（Li-Fraumeni 综合征）、APC（家族性腺瘤性息肉瘤）、hMSH2（遗传性非息肉性结肠癌）、NF1（神经纤维瘤）、BRCA1（家族性乳腺癌、卵巢癌）等。

2. 肿瘤相关病毒检测

现已证明一部分肿瘤的发生和病毒感染有关，因而检测这些相关病毒不仅可探讨肿瘤和病毒的关系，而且可以找出肿瘤的易患人群。由于病毒太小，且难以培养，一般方法检测病毒效果极差。而核酸杂交技术与 PCR 技术用于病毒检测具有特异性强、敏感性高等特点。与人类某些肿瘤相关的病毒有 HPV16，18（宫颈癌）、EB 病毒（伯基特淋巴瘤、鼻咽癌）、HBV（原发性肝癌）、ATL 病毒（成人 T 细胞白血病/淋巴瘤）等。

三、分子生物学检验的发展与展望

随着基因克隆技术日趋成熟和基因测序工作逐步完善，后基因时代已经到来。20 世纪末数理科学在生物学领域广泛渗透，在结构基因组学、功能基因组学和环境基因组学蓬勃发展的形势下，分子生物学检验将会取得突破性进展，使医学检验进入崭新的领域，为学科发展提供新的机遇。

（一）分子生物学检验的发展

1. 生物传感器的应用

生物传感器是以生物分子作为敏感元件的一类新兴传感器，通过一定的生物或化学固定技术，将生物识别元件（酶、抗体、抗原、DNA 等）固定在换能器上，当待测物与生物识别元件发生特异性反应后，通过换能器将所产生的反应结果转变为可以输出、检测的电信号和光信号等，以此对待测物质进行定性和定量分析，从而达到检测分析的目的。生物传感器可广泛应用于体液中的微量蛋白、小分子有机物、核酸等多种物质的检测。

2. 生物芯片技术的应用

随着分子生物学的发展及人们对疾病过程认识程度的加深，传统的医学检验技术已不能完全适应快速、准确、全面的要求。所谓的生物芯片是指将大量探针分子固定于支持物上，并与标记的样品杂交或反应，通过自动化仪器检测杂交或反应信号的强度而判断样品中靶分子的数量。生物芯片技术在医学临床检验领域显示出了强大的生命力，其中关键就是生物芯片具有微型化、集约化和标准化的特点，从而有可能实现"将整个实验室微缩到一片芯片上"的愿望。

3. 高通量测序技术的应用

高通量测序技术是对传统测序一次革命性的改变，相对于传统测序的96道毛细管测序，高通量测序一次实验可以读取40万到400万条序列，读取长度根据平台不同从25bp到450bp，单次运行测序通量大于20GB，向1000美元测定一个人类基因组的目标迈出了一大步。高通信测序使得对一个物种的转录组和基因组进行细致全貌的分析成为可能。

4. 蛋白质组学的应用

疾病的蛋白质组学研究，主要是通过比较和分析正常与异常组织细胞、同一疾病不同发展时期细胞内整体蛋白质的表达差异，对差异表达的蛋白质进行鉴定、定量、表征，寻找与疾病相关的新标志物。恶性肿瘤是多因素综合作用涉及多基因的复杂疾病，对其机制的阐明较困难。而直接从生命功能的执行者蛋白质入手，就能动态、整体、定量地考察肿瘤发生过程中蛋白质种类、数量的改变，从而有助于寻找到肿瘤诊断和预后的特异性标志物。

（二）分子生物学检验的未来

分子生物学是一门正在蓬勃发展的新兴学科，并且新的技术和应用不断涌现。但真正适合医学检验常规应用的还不多。其主要原因除了有的新方法还不十分成熟以外，方法相对较复杂、商品化的试剂盒和设备价格高昂也是导致应用不多的原因。但随着研究的深入和大规模商业开发，今天技术复杂、价格高昂的试验，明天就可能方法简化、价格降低，达到普遍应用的要求。

分子生物学检验的发展方向主要体现在：检验内容从传统的DNA检测发展到表达产物（mRNA、蛋白质）的检测；检验的策略从利用单一检测技术发展到多项检测技术的有机组合；检验方法从定性和半定量检测发展到定量检测（荧光定量PCR技术）；检验范围从单基因病的诊断发展到多基因病的诊断；检验应用从治疗性诊断发展到预测、预防性分析评价。

四、分子生物学检验实验室

（一）分子生物学检验实验须知

分子生物学涉及的知识领域广泛，许多学科的新进展都与它有着密切的联系，故它在一般人眼里有一种神秘感，初学者对其存在一些畏惧心理。实际上分子生物学检验的基础理论本身还是比较简单的，实验操作也有一些共同的特点。下面就分子生物学检验实验中应注意的问题做一介绍。

1. 严格操作规程

分子生物学检验实验一般比较复杂，所用试剂、器材多，操作步骤多，时间长，易污染，因此实验中一定要有整体实验观念，严格按操作规程进行。

2. 习惯微量操作

分子生物学检验实验中，样本和试剂的用量往往很少，液体常常可用到1四L，而一滴液体就有 20~50μL，固体物质可用到微克（μg）级，这是肉眼看不见的，所以刚接触分子生物学检验实验的人往往会感到不习惯，因此实验人员要适应微量概念。

3. 防止实验污染

分子生物学检验实验的对象主要是核酸，因此不同的核酸 DNA 与 RNA 之间、不同样品之间、核酸酶与核酸之间都会造成实验污染，导致实验失败。为了减少实验污染，实验所用的器材、试剂等需要消毒灭菌处理；需要专门的实验室用于分子生物学检验实验，并分区操作；实验人员需戴口罩和手套，穿专用的工作服，防止人的汗液、唾液和皮屑中高活性的 RNA 酶混入实验器皿和试剂中；实验后要及时实验台面和器材进行消毒处理。

4. 正确处理试剂

分子生物学检验实验对所需试剂要求十分严格，有些实验失败往往是由于试剂处理不当造成的，如所用试剂等级不够、试剂配制不当、试剂污染、试剂保存不当、除菌条件不对等。

5. 注意实验安全

分子生物学检验实验中，实验人员经常接触一些对人体有害的实验试剂，如溴化乙锭、丙烯酰胺、放射性同位素等，它们可能诱发突变甚至癌症，或对人神经系统产生累积毒害。因此，必须严格按照实验安全要求进行实验操作。

（二）实验记录和实验报告

实验记录是科研档案的一部分，是指科学研究的过程中，关于实验的目的、原理、方法、步骤、结果、分析的各种文字、数据、图表等原始资料，它是科研活动和成果中最重要最原始的凭证。实验记录具有真实性和准确性的特点。

实验记录对科学研究来说是十分重要的。首先，实验记录便于分析实验的成败，是总结实验经验的重要依据。如果实验失败，可以从实验记录中分析得到失败的原因。再者，实验中往往会出现各种异常的结果，而科学的突破往往就是对异常结果的重视。其次，实验记录有助于培养和提高个人的科研能力。记好实验记录是每个实验室工作人员的基本功，研究和复习实验记录有助于培养科学思维模式，锻炼发现问题和解决问题的能力。最后，实验记录是法律上裁定科研成果真伪、科研成果归属权的最权威的证据。这一点尤其要引起实验室工作人员和临床检验人员的重视。所以，实验课上就要养成认真记好实验记录的良好习惯。

实验课前应认真预习，仔细阅读实验教材，熟悉实验目的、方法和操作过程，写出实验预习报告。实验中观察要仔细，记录应真实、客观、详细、准确。记录内容包括试剂名称、规格、用量，实验方法和具体条件（温度、时间、仪器名称和型号等），操作步骤、现象、数据和结果等。在预习时事先设计好表格或流程图，实验中边观察边填写，应做到条理清楚，便于整理总结。实验记录要遵循以下原则。

1. 记录的原始性

实验记录不能涂改。必须改动时在原记录上画一条线，注明修改理由、时间和内容，能看清原来的记录。实验记录可以补充，严禁撕页。重复实验而获得的新数据应重新记录，不能用于修正上次实验的结果。

2. 记录的及时性

实验过程中，现象一旦发生、数据一旦测出，就应立即进行记录，不得记"回忆性"的记录。过后凭回忆做记录，容易发生有意无意的错记、漏记。记录的不真实，有时不是故意的，而是不自觉的遗漏。

3. 记录的完整性

实验的条件，包括温度、湿度等；实验用试剂厂家、等级，所用仪器设备的型号、厂家、精密度；实验的过程、操作顺序、观察到的现象、测量到的数据等；各种可能的干扰、相互影响因素。

4. 记录的系统性

这是从时间的角度对实验记录的要求。实验时间较长的实验，要坚持连续观察和连续记录。

5. 记录的客观性

看到什么记录什么，不做主观取舍，需要注意的是无意间漏记的实验细节和结果。

实验报告是在科学研究活动中描述、记录科研过程和结果的一种科技应用文体，是通过实验中的观察和分析，如实地把实验的全过程和实验结果用文字形式记录下来的书面材料。实验结束后，应及时整理和总结实验结果，写出实验报告，并在规定时间内送交老师评阅。实验报告具有以下特点。正确性：它所记录的是科学实验的客观事实，内容科学，表述真实。客观性：以客观的科学事实为写作对象，是对科学实验的过程和结果的真实记录。确切性：指实验报告中记载的实验结果能被任何人所重复和证实。可读性：指为使读者了解复杂的实验过程，实验报告的写作除了以文字叙述和说明以外，还常常借助画图像、列表格、作曲线图等形式，说明实验的基本原理和各步骤之间的关系，解释实验结果等。

书写实验报告，不仅可以总结每次实验结果，而且可以培养和训练学生的逻辑归纳能力、综合分析能力和文字表达能力。因此，每次实验课结束，每位学生都要及时认真地书写实验报告。要求做到条理分明、文字简练、准确、详尽、字迹清楚。

（三）生物安全

生物安全一般是指由现代生物技术开发和应用所能造成的对生态环境和人体健康产生的潜在威胁，及对其所采取的一系列有效的预防和控制措施。实验室生物安全是防止实验室发生病原体或毒素意外暴露及释放的原则、技术和实践。

根据实验室所操作的生物因子的危害程度和所采取的防护措施，将实验室生物安全防护水平（biosafety level，BSL）分为四级。

1. 一级生物安全水平（BSL-1）实验室

BSL-1属基础实验室，常为基础教学、研究实验室。实验室墙壁、天花板和地板应当光滑、易清洁、不渗水、耐腐蚀，地板防滑；实验室台面防水、耐腐蚀、耐热；每个实验室应设有洗手池，且安装在出口处；门有可视窗，达到适当防火等级；实验室保证照明；安全系统包括消防、应急供电、应急淋浴等设施。在其中活动所涉及的生物因子应是已知不引起健康成人感染的微生物。

2. 二级生物安全水平（BSL-2）实验室

BSL-2属基础实验室，常为诊断、研究实验室。BSL-2实验室的设计和设施方面在满足BSL-1实验室设施的基础上，还应包括实验室门可自动关闭、带锁；配备消毒设施，如高压灭菌器、化学消毒装置等；应设置洗眼装置；配备生物安全柜；有火警报警器，可靠动力保证和应急照明设施。主要用于处理中度危险的病原体，如沙门菌属和乙型肝炎病毒等。

3. 三级生物安全水平（BSL-3）实验室

BSL-3属防护实验室，为特殊的诊断、研究实验室。在BSL-2的基础上，增加特殊防护服、合适的空气净化系统、准入制度，针对主要通过气溶胶传播的病原微生物如结核分枝杆菌等的实验室操作而设计的。

4. 四级生物安全水平（BSL-4）实验室

BSL-4属最高防护实验室，供危险病原体的研究。在BSL-3的基础上，增加入口气锁、出口淋浴、污染物品特殊处理，需HⅠ级生物安全柜，穿正压防护服进行操作。BSL-4实验室应是完全独立的，与其他实验室完全隔离，其通风系统和废物处理亦应完全独立。

实验室处理的各种样本主要来自人体或动物,这些样本具有潜在的生物危害性。实验室工作人员长期处在具有一定生物危害性的环境中,如果没有一定的生物安全防护知识,疏忽于对实验室的生物安全管理,甚至放纵自己的行为而不能完全遵守相应的安全操作规范,那么就有可能发生实验相关感染(laboratory-associated infection,LAI)。因此,要通过实验室生物安全体系建设,制订并执行相应生物安全水平的防护措施,督促实验室工作人员规范自己的行为,从而把实验室生物安全风险降到最低程度。

(四) 实验用水

由于实验目的不同对水质有一定的要求,如仪器的洗涤、溶液的配制,以及大量的化学反应和分析及生物组织培养,对水质的要求都有所不同。因此,需要把水提纯。用蒸馏方法制得的纯水叫做蒸馏水;用离子交换法等制得的纯水叫去离子水。

1. 实验室用水的制备

(1) 蒸馏法

蒸馏法制取纯水的原理是把水加热至沸,杀死微生物,并使水化成蒸汽,水中的不挥发性物质,如大多数无机盐类不随水蒸发,而达到水与杂质分离的效果,然后把水蒸气冷凝并收集起来。水中溶有的气体杂质可随水一起蒸发而逸出。将最初收集的冷凝水弃去,就可得到比较纯的水,这种水叫单蒸馏水。为了使单蒸馏水达到纯度指标,必须通过二次蒸馏,又称重蒸馏。对于要求较高的实验还可进行第三次蒸馏,有时用亚沸蒸馏法。

制备 PH=7 的高纯水时,第一次蒸馏可加入氢氧化钠与高锰酸钾;第二次蒸馏加入磷酸(除 NH_3);第三次用石英蒸馏器蒸馏(除去痕量的碱金属杂质)。在整个蒸馏过程中,要避免水与空气的直接接触。实验室使用的蒸馏水多用硬质玻璃或石英蒸馏器以及电热蒸馏器。

(2) 离子交换法

由于离子交换法制取纯水具有出水纯度高、操作简单的优点,已为实验室广泛采用。制备去离子水所用的高子交换树脂是一种不溶于水、酸、碱和一般有机溶剂,化学稳定性好的高分子聚合物。它具有交换容量高,机械强度好,耐磨性大,膨胀性小,可以长时间使用等特点。它由交联结构的骨架和带有活性离子的交换基因两部分组成。离子交换法能除去原水中绝大部分盐、碱和游离酸,但不能完全除去有机物和非电介质,因此最好利用市售的普通蒸馏水或电渗水替代原水,进行离子交换处理而制备去离子水。

离子交换树脂一般可反复再生,使用数年。在处理离子交换树脂时,应按规定的条件进行,特别要注意控制流速及各个步骤的 pH 值,流速不能太快。

交换柱放置过夜后，次日使用时，初出水的质量较差，放出几分钟后，即可恢复正常。夏季气温较高，吸附在树脂上的有机物容易生长微生物，因此在夏季交换装置即使不用也要定期更换新鲜蒸馏水或去离子水。

2. 蒸馏水和去离子水的保存

蒸馏水和去离子水应存于塞子密封性良好的硼硅酸盐玻璃器皿内。聚乙烯容器一般对所有用途的水都适合，尤其是分析钠和硅酸盐类物质时，它比玻璃容器还要可取。但是从这类容器上可浸析下来有机物质，所以研究有机物质最好用硬质玻璃容器。蒸馏水和去离子水必须在制备后尽快使用，久贮或存放不妥会造成污染，尤其是高纯水最容易污染。

（五）灭菌

灭菌是指杀死物体上所有的微生物，包括病原微生物、非病原微生物和细菌芽孢。经过灭菌处理后的物品称为无菌物品。灭菌的方法通常分为物理灭菌法和化学灭菌法。

1. 物理灭菌法

（1）热力灭菌法

基本原理是高温可以使菌体细胞内的蛋白质变性，这种方法对细菌有明显的杀灭作用。热力灭菌法可分为湿热灭菌法和干热灭菌法。

①湿热灭菌法：用高温的水或水蒸气来灭菌。高压蒸汽灭菌法：目前最常用的灭菌方法，通过高压蒸汽灭菌器将压力提高到103.4kPa，温度提高到121.3℃，维持15～30min，可以杀死包括芽孢在内的所有微生物。常用于耐高温耐湿的物品灭菌。煮沸灭菌法：将物品浸入水中加热到沸腾持续5～6min，可杀死一般细菌的繁殖体。间歇灭菌法：间歇灭菌连续3天，每天进行一次蒸汽灭菌的方法。适用于不耐高温的物品的灭菌。巴氏灭菌法：有两种，一种是在61.1～62.8℃加热30min；另一种是在71.7℃加热15～30s。主要用于牛奶的灭菌。

②干热灭菌法：将物品直接放于火焰中灼烧，如接种环、试管口等物品。不能用火焰灭菌的物品可以放在干烤箱内灭菌。

（2）辐射灭菌法

利用电磁辐射产生的电磁波杀死病原微生物的一种有效方法。用于灭菌的电磁波包括紫外线、X射线、γ射线、高速电子流等。紫外线可以改变细菌DNA的分子结构，干扰DNA的复制，导致细菌变异甚至死亡。X射线、γ射线、高速电子流等具有电离辐射的作用，可使细菌细胞内的水分子电离产生自由基，自由基可破坏细菌的核酸、酶和蛋白质，使细菌死亡。

(3) 滤过除菌法

利用除菌滤器除去液体或空气中的细菌等微生物的方法。所用的滤器的孔径很小，只允许小于孔径的物体通过，而大于孔径的细菌等颗粒被阻留，从而得到无菌的溶液。常用的滤器有滤膜滤菌器、蔡氏滤菌器、玻璃滤菌器等。滤过除菌法主要用于一些不耐高温、也不能用化学方法消毒的液体，如血清、抗生素、维生素等制品。

2. 化学灭菌法

化学灭菌法就是运用适宜种类和浓度的化学药品（消毒剂或防腐剂）来处理物品，从而杀死或抑制细菌等微生物。消毒剂或防腐剂仅对微生物繁殖体有效，不能杀灭芽孢，主要用于物体表面、环境、人体表面的消毒。如臭氧、环氧乙烷、甲醛和过氧乙酸蒸汽等适合环境消毒以及不耐加热灭菌的医用器具、设备和设施的消毒。而75％乙醇、0.1％～0.2％苯扎溴铵（新洁尔灭）、2％左右的酚或煤酚皂溶液等适合于皮肤、无菌器具和设备的消毒。

3. 无菌操作

无菌操作是指防止一切微生物侵入人体组织和保持无菌物品及无菌区域不被污染的操作技术和方法，是实验过程中预防和控制交叉污染的一项重要基本操作。实验进行前，实验室及生物安全柜用紫外灯照射30～60min灭菌，用70％乙醇擦拭无菌操作台面，并开启生物安全柜风机运转5min后，再开始实验操作。

实验操作应在生物安全柜的中央无菌区域操作，生物安全柜前玻璃窗开启要保持一定高度，不要过高；生物安全柜内不要放过多物品，操作时动作不要过大，以免影响气流循环；禁止在柜内使用酒精灯，一般使用电加热灭菌器，因酒精灯产生的热量会改变气流方向；生物安全柜内不得进行文字工作。

在其他无菌环境进行培养或做其他无菌工作时，首先要点燃酒精灯，以后的一切操作，如使用接种环、打开或封闭瓶口等，都需在火焰近处并经过烧灼进行。但要注意：金属器械不能在火焰中烧的时间过长，以防退火，烧过的金属镊要待冷却后才能夹取组织，以免造成组织损伤。开启、关闭长有细胞或微生物的培养瓶时，火焰灭菌时间要短，防止因温度过高烧死细胞或微生物。进行无菌操作时，动作要准确敏捷，但又不必太快，以防空气流动，增加污染机会。

五、常用实验样品的制备

在分子生物学检验实验中，实验成功的一个重要的因素是获得高质量、高纯度的实验样品。实验样品的制备一般包括以下几个步骤：生物材料的选择与处理，生物大分子制备的前处理，生物大分子的分离纯化。

(一) 生物材料的选择与处理

分子生物学检验常用的临床标本有血清、血浆、全血、分泌物、脑脊液等，它检验的主要对象是生物大分子—核酸（包括 DNA 和 RNA）和蛋白质，从而对疾病做出诊断。分子生物学检验材料来源包括动物、植物、微生物及其代谢产物。

1. 血液样品

(1) 全血

取清洁干燥的试管或其他容器，收集人或动物的新鲜血液，立即与适量的抗凝剂充分混合，所得到的抗凝血为全血。每毫升血液中加入抗凝剂的种类可以根据实验的需要进行选择，但是用量不宜过大，否则将影响实验的结果。常用抗凝剂有：乙二胺四乙酸（EDTA）1.5mg；ACD 抗凝剂（柠檬酸 0.48g，柠檬酸钠 1.32g，右旋葡萄糖 1.47g）。抗凝剂宜先配成水溶液，按取血量的需要加于试管或适当容器内，再蒸馏水分，使抗凝剂在容器内形成薄层，利于血液与抗凝剂的均匀接触。

取得的全血如不立即使用应储于 4℃ 冰箱之中。从全血标本的白细胞中可分离基因组 DNA，这是人基因组 DNA 分离纯化的常用方法。

(2) 血浆

全血经抗凝处理后，通过离心沉淀，所获得的不含细胞成分的液体为血浆。为避免产生溶血，必须采用干燥清洁的采血器具和容器，并尽可能地少振摇。血浆可冷冻保存。

(3) 血清

离体的血液，如不加入抗凝剂可自然凝固，凝固后所析出的淡黄色液体，即为血清。若血块黏着容器壁过紧，血清不易分离出来，可用细玻璃棒轻轻剥离。制备血清时血凝块收缩析出血清，大约需要 3h。为促使血清尽快析出，必要时可以加入促凝剂缩短分离时间，并且可得到较多的血清。制备血清同样要防止溶血，所以，应用的器具应当干燥清洁，并及时吸出析出的血清。

2. 组织匀浆

分子生物学检验实验中，离体组织可作为分离提纯生物大分子的材料，也可作为临床诊断疾病的检测样品。生物组织中各种活性物质极其丰富，生物组织离体过久，其所含物质的含量和生物活性都会发生变化。因此，应在冰冷条件下迅速取出所需组织，并尽快进行提取或测定，否则其所含物质的量和生物活性都将发生变化。

材料选定后要尽可能保持新鲜，材料获得后立即去除包膜或结缔组织，脏器应进行灌洗,去除血管内残留的血液,滤纸拭干,生物材料如暂不提取,应冰冻保存。处理过程中,应低温操作。把组织剪碎,加入适量冰冷的匀浆制备液。匀浆的方式有多种:手工匀浆、机器匀浆、超声匀浆、反复冻融。常用的匀浆制备液有 0.01mol/L Tris－HCl,0.0001mol/L EDTA－2Na,0.01mol/L 蔗糖,0.8%的氯化钠溶液等,可根据实验的不同要求加以选择。注意制作匀浆时要低温操作,要将匀浆器或匀浆管置于冰浴中。

3. 微生物

微生物具有繁殖快、种类多、培养简单、容易诱变和不受季节影响等优点,因此,它已成为制备生物大分子的主要材料之一。选材时,应选微生物生长的对数期,因为该期微生物的酶和核酸含量较高,可获得较高的产量。当选用的微生物菌种接入适当的培养液培养一段时间后,用离心法收集到的上清液,可用于制备胞外酶和某些辅基等有效成分。而收集到的菌体,经破碎细胞处理后则可从中提取其他有效成分。前者可置低温下短时间贮存,后者可制成冻干粉,于4℃保存,数月内不会变质。

(二) 生物大分子制备的前处理

除了某些细胞外的多肽激素和某些蛋白质与酶以外,对于细胞内各种生物大分子的分离纯化,都需要事先将细胞和组织破碎,使生物大分子充分释放到溶液中,并不丧失生物活性。不同的生物体或同一生物体的不同部位的组织,其细胞破碎的难易不一,使用的方法也不相同,常用的细胞破碎方法有:

1. 机械法

主要通过机械切力的作用使组织细胞破碎的方法,常用的器械有组织捣碎机、匀浆器、研钵和研磨、压榨器等。

(1) 组织捣碎机

将材料配成稀糊状液,加至筒内约1/3体积处,盖紧筒盖,将调速器先拨至最慢处,开动开关后,逐步加速至所需速度。一般用于动物组织、植物肉质种子、柔嫩的叶芽等,转速可高达 10000r/min 以上。由于旋转刀片的机械切力很大,制备一些较大分子如核酸则很少使用。

(2) 匀浆器

先将剪碎的组织置于管中,再套入研杆来回研磨,上下移动,即可将细胞研碎。匀浆器的研钵磨球和玻璃管内壁之间间隙保持在十分之几毫米距离。制作匀浆器的材料,除玻璃外,还可以用硬质塑料、不锈钢、人造荧光树脂等。此法细胞破碎程度比高速组织捣碎机要高,适用于量少的标本和动物脏器组织。存在的问题:较易造成堵塞的团状或丝状真菌,较小的革兰阳性菌以及有些质地坚硬、易损伤匀浆阀的亚细胞器不适合用该法处理。

(3) 研钵

多用于细菌或其他坚硬植物材料,研磨时常加入少量石英砂、玻璃粉或其他研磨剂,以提高研磨效果。

(4) 细菌磨

一种改良了的研磨器,比研钵具有更大的研磨面积,而且底部有出口。操作时先把细菌和研磨粉调成糊状,每次加入一小勺,研磨 20～30s 即可将细菌细胞完全磨碎。

2. 物理法

主要通过各种物理因素使组织细胞破碎的方法。常用的方法有：

(1) 反复冻融法

原理：因突然冷冻,细胞内冰晶的形成及细胞内外溶剂浓度的突然改变而破坏细胞。方法：将待破碎的细胞在 -20℃ 以下冰冻,室温融解,反复几次,由于细胞内冰粒形成和剩余细胞液的盐浓度增高引起溶胀,使细胞结构破碎。特点：此法适用于组织细胞,多用于动物性材料,对微生物细胞作用较差。

(2) 急热骤冷法

将材料投入沸水中,维持 85～90min,至水浴中急速冷却,此法可用于细菌及病毒材料。

(3) 超声波处理

用一定功率的超声波处理细胞悬液,使细胞急剧震荡破裂,此法适用于微生物材料,用大肠杆菌制备各种酶,常选用细菌浓度为 50～100mg/mL,频高于 15～20kHz 的超声波在高强度声能输入下可以进行细胞破碎。其破碎机制可能与空化现象引起的冲击波和剪切力有关。超声破碎的效率与声频、声能、处理时间、细胞浓度及菌种类型等因素有关。特点：操作简单,重复性较好,节省时间;多用于微生物和组织细胞的破碎。存在问题：超声波破碎在实验室规模应用较普遍,处理少量样品时操作简便,液量损失少,但是超声波产生的化学自由基团能使某些敏感性活性物质变性失活。而且大容量装置热能传递、散热有困难,应采取相应降温措施。对超声波敏感的核酸应慎用。空化作用是细胞破坏的直接原因,同时会产生活性氧,所以要加一些巯基保护剂。

3. 化学及生物化学法

(1) 自溶法

在一定 pH 值和适当的温度下,利用组织细胞内自身的酶系统将细胞破碎的方法。此过程需较长时间,常用少量防腐剂如甲苯、氯仿等防止细胞的污染。

(2) 酶溶法

利用各种水解酶，如溶菌酶、纤维素酶、蜗牛酶、半纤维素酶、脂等，将细胞壁分解，使细胞内含物释放出来。有些细菌对溶菌酶不敏感，加入少量硫基试剂或 8mol 尿素处理后，使之转为对溶菌酶敏感而溶解。特点：①此法适用于多种微生物；②作用条件温和；③内含物成分不易受到破坏；④细胞壁损坏的程度可以控制。存在的问题：易造成产物抑制作用，这可能是导致胞内物质释放率低的一个重要因素，而且溶酶价格高，限制了大规模利用，若回收溶酶，则又增加了分离纯化溶酶的操作。另外酶溶法通用性差，不同菌种需选择不同的酶，有一定局限性，不适宜大量的蛋白质提取，给进一步纯化带来困难。

(3) 化学渗透法

某些有机溶剂（如苯、甲苯）、抗生素、表面活性剂、金属螯合剂、变性剂等化学药品都可以改变细胞壁或膜的通透性从而使内合物有选择地渗透出来。其作用机理：化学渗透取决于化学试剂的类型以及细胞壁和膜的结构与组成。特点：多用于破碎细菌，且作用比较温和；提取核酸时，常用此法破碎细胞。存在的问题：时间长，效率低；化学试剂毒性较强，同时对产物也有毒害作用，进一步分离时需要用透析等方法除去这些试剂；通用性差，某种试剂只能作用于某些特定类型的微生物细胞。

(三) 生物大分子的分离纯化

生物大分子的分离纯化工作涉及物理、化学和生物学等各方面的知识，但其主要原理不外乎两个方面。一是利用混合物中几个组分分配率的差别，把它们分配到可用机械方法分离的两个或几个物相中，如盐析、有机溶剂抽提、层析和结晶等。二是将混合物置于单一物相中，通过物理力场的作用使各组分分配于不同区域而达到分离目的，如电泳、超离心、超滤等。

六、基因组与基因组学

(一) 基因组与基因组学概述

1. 基因组

基因组是一个细胞或一种生物体的整套遗传物质，包括基因和非编码 DNA。更确切地说，一个生物体的基因组是指一套染色体中的完整的 DNA 序列。如生物个体体细胞中的二倍体由两套染色体组成，其中一套 DNA 序列就是一个基因组。基因组可指整套核 DNA（核基因组），也可以指拥有自身遗传物质的细胞器基因组，如线粒体基因组、叶绿体基因组。自然界所有生物从简单的病毒到复杂的高等生物，都具有自己独特的基因组。

2. 基因组学

基因组学是研究生物体基因组的组成和组内各基因的结构、相互关系及表达调控的科学。其研究内容主要包括结构基因组学和功能基因组学。

(1) 结构基因组学

以全基因组测序为目标，确定基因组的组织结构、基因组成及基因定位。它包括构建高分辨率的遗传图谱、物理图谱、序列图谱和转录图谱以及蛋白质组成与结构。根据基因组序列能够预测基因结构和编码的蛋白质，然后根据这些蛋白质和数据库中已知的蛋白质的相似性进行功能注释，为功能基因组学和蛋白质组学的研究奠定基础。

(2) 功能基因组学

又称为后基因组学，它从基因组信息与外界环境相互作用的高度，阐明基因组的功能。功能基因组学的研究内容主要包括：基因组 DNA 序列变异性研究、基因组表达调控的研究、模式生物体的研究和生物信息学的研究等。

(二) 真核生物基因组

真核生物基因组十分庞大，不同生物种间差异很大。真核生物基因组可分为细胞核基因组与细胞质基因组，细胞核基因组是二倍体，细胞质基因组有多个拷贝。

1. 细胞核基因组

(1) 细胞核基因组的组成

DNA 与蛋白质结合形成染色体。除生殖细胞外，体细胞有两个同源染色体，因此有两份同源的基因组。基因组 DNA 在形成染色体时发生了高度的压缩，其中核小体的形成使 DNA 压缩至原体积的 1/7～1/6，从核小体到形成 30nm 螺线管纤维又使 DNA 压缩至核小体的 1/6，30nm 螺线管纤维再缠绕在一个由某些非组蛋白构成的中心轴骨架上形成螺线管纤维环再一次使 DNA 压缩，最后从螺线管纤维环到包装形成染色体 DNA 压缩程度达最高阶段，压缩至原体积的 1/240～1/200。染色体的形成，DNA 大约总共被压缩至原体积的 1/8100。这样高度的压缩才能使每个染色体中几厘米长的 DNA 分子容纳到直径为数微米的细胞核中。

(2) 细胞核基因组的特征

①单顺反子结构。真核细胞结构基因为单顺反子，一个结构基因经过转录生成一个单顺反子 mRNA，翻译成一条多肽链，真核生物基本上没有操纵子结构。

②断裂基因。真核生物其编码序列是不连续的，一些具有编码功能的 DNA 序列被一些非编码 DNA 序列隔开，形成镶嵌排列的断裂形式，真核细

胞基因组的大部分序列属于非编码区，不编码具有生物活性的蛋白质或多肽。编码区通常为结构基因，结构基因不仅在两侧有非编码区，而且在基因内部也有许多不编码蛋白质的间隔序列。因此，真核细胞的基因大多由不连续的几个编码序列所组成，称之为断裂基因。

真核生物断裂基因中，编码序列被非编码序列所分隔。其中具有编码功能的 DNA 序列，称为外显。它是基因中可表达为多肽的部分。两个外显子之间的非编码 DNA 序列，称为内含子

③重复序列是指多拷贝的相同或近似序列的 DNA 片段。它们大多没有编码功能，可能能够维持染色体的结构和稳定、参与细胞分裂或具有调控作用。其详细的生物功能有待进一步的研究。根据 DNA 片段长度和拷贝数，可分为：高度重复序列：一般由较短的序列组成，长度小于 200bp，重复频率非常高（$10^6 \sim 10^8$），占人类基因组的 10%～60%。中度重复序列：主要由较大的片段串联重复组成，长度大于 200bp，重复次数为 $10 \sim 10^6$ 不等，在人类基因组中散在或成簇存在，占人类基因组总 DNA 的 20%～30%。低度重复序列：低度重复序列在单倍体基因组中只出现 1 次或数次，因而复性速度很慢。低度重复序列在基因组中占 50%～80%。如人基因组中，有 60%～65%的序列属于这一类。低度重复序列中储存了巨大的遗传信息，编码各种不同功能的蛋白质。

④基因家族。基因家族是指由某一祖先基因经过重复和变异所产生的一组基因。基因家族可分为两类：基因家族成簇地分布在某一条染色体上，可同时发挥作用，合成某些蛋白质；一个基因家族的成员散在地分布于不同的染色体上，这些不同成员编码一组功能上紧密相关的蛋白质。

⑤多态性。基因组中某个基因在同种生物的不同个体中，同时存在两种或两种以上的变异型或基因型的现象，称为基因多态性。

真核生物基因组中基因多态性的产生有两种方式：限制性片段长度多态性（restriction fragment length polymorphism，RFLP），多态性出现在限制性核酸内切酶的酶切位点序列中，用某个限制性核酸内切酶水解基因组的某段序列时，在同种的不同个体之间该段序列可能被前水解成长短不等的几个 DNA 片段，这段序列在该种生物的群体中形成多态性。单核苷酸多态性（single nucleotide polymorphism，SNP），单个核苷酸的变异。SNP 检测目前广泛用于基因组作图、法医鉴定、亲子鉴定、疾病的连锁分析、群体遗传学及进化生物学研究等。此外，SNP 最大的优势还体现在未来个体化医疗及保健中，有广阔的应用前景。

⑥端粒。端粒是真核细胞的染色体末端存在的一种由 DNA 片段和蛋白质

组成的独特结构，由染色体 3'末端几百到数千个"TTAGGG"重复序列和端粒结合蛋白构成。端粒的主要作用是维持染色体的稳定性，防止染色体重组及末端被降解，还能保证细胞在有丝分裂时染色体准确地分离；端粒的另一个重要作用是它在细胞生长中起作用。维持端粒结构的完整性很大程度上依赖于"端粒酶"，端粒酶是一种核糖蛋白恤，具有反转录能活性，其本质是可催化端粒延长的 RNA－蛋白质复合物。研究发现端粒和端粒酶与肿瘤、衰老有关。

2. 线粒体基因组

真核生物除细胞核外还有两类细胞器能够携带遗传物质，即线粒体和叶绿体，称为细胞器基因组。这些遗传物质独立于细胞核基因组外自行复制和表达，所以又称为染色体外基因组。叶绿体基因组只存在于绿色植物中，而线粒体基因组存在于几乎所有的真核生物中。

（1）线粒体 DNA

线粒体 DNA（mitochondrial DNA，mtDNA）为双链环状超螺旋分子，类似于质粒 DNA，相对分子质量小，大多在 $1 \times 10^6 \sim 200 \times 10^6$ 之间。人类 mtDNA 电 16569bp 组成，无内含子，两条链均具有编码功能。线粒体基因组共有 37 个编码基因，其中 2 个 rRNA，22 个 tRNA 基因以及 13 个与细胞氧化磷酸化有关的多肽链编码基因，这 13 种蛋白质与核 DNA 编码的其他蛋白质一起共同组成呼吸链，参与细胞的生物氧化过程。

（2）线粒体基因组的特征

①母系遗传。在受精过程中精子提供的仅是细胞核 DNA，受精卵所含有的线粒体是从卵子的细胞质中保留的，因此，mtDNA 总是由母亲传递给下一代。

②突变率高。mtDNA 的突变率较核 DNA 高 10 倍左右，这是由于 mtDNA 缺少组蛋白的保护，并且线粒体中缺乏有效的 DNA 损伤修复系统，加之 mtDNA 位于线粒体内膜，易受自由基攻击而发生突变。

③异质性和复制分离。每个细胞都含有数百个乃至数千个 mtDNA 拷贝，有害的突变基因仅影响部分 mtDNA，这就使得线粒体中同时存在野生型 mtDNA 和突变型 mtDNA，即表现为异质性。而在细胞分裂的过程中，突变型和野生型 mtDNA 分子复制后，随机进入子细胞，即发生复制分离，其结果使 mtDNA 杂合子向突变纯合子或野生纯合子方向转变，但突变复制具有优势，故易产生突变积累。

④半自主复制与协同作用。mtDNA 虽有自我复制、转录和翻译功能，但该过程还需要数十种核 DNA 编码的酶参与，如 DNA 聚合酶、RNA 聚合酶与蛋白质合成酶等，因此，mtDNA 基因的表达也受核 DNA 的制约，两者具有

协同作用。

（三）原核生物基因组

原核生物（prokaryote）是细菌、支原体、衣原体、立克次体、螺旋体、放线菌和蓝绿藻等原始生物的总称，是最简单的细胞生物体。是分子生物学、遗传学等常用的研究体系之一。目前在美国国立生物技术信息中心（NCBI）数据库中收录了1747种原核生物全基因组序列（数据在不断更新），仍在测序的有5000多种。基因组数据分析可解释原核生物基因组的结构与功能，为病原体致病分子机制研究、感染性疾病的分子生物学检验提供科学依据。

1. 原核生物基因组特征

原核生物基因组DNA较小，一般在$10^6 \sim 10^7$碱基对之间。例如，大肠杆菌基因组DNA相对分子质量为2.64×10^9，由4.6×10^6 bp组成，是人类基因组（3×10^9 bp）的1‰，而且基因数目也较少，大约含3500个基因。在原核生物基因组中只有一个DNA复制起点。基因组DNA通常是由一条环状双链DNA分子组成，习惯上也称之为染色体。

（1）原核生物的类核结构

原核生物与真核生物的主要区别在原核生物没有典型的细胞核结构，基因组DNA位于细胞中央的核区，没有核膜将其与细胞质隔开，但能在蛋白质的协助下，以一定组织形式盘曲、折叠包装起来，形成类核也称拟核。类核的中央部分由RNA和支架蛋白组成，外围是双链闭环的超螺旋DNA。类核中80%为DNA，其余为RNA和蛋白质。

（2）原核生物的操纵子结构

操纵子结构是原核生物基因组的功能单位。原核生物的结构基因大多数按功能相关性成簇地串联排列于染色体上。结构基因连同其上游的调控区，以及下游的转录终止信号，共同组成了一个基因表达单位，即操纵子结构，如乳糖操纵子、阿拉伯糖操纵子和色氨酸操纵子等。

原核生物的mRNA是多顺反子mRNA（polycistronic mRNA），即一个mRNA分子带有几种蛋白质的遗传信息，利用共同的启动子和终止信号，转录出的mRNA分子可以编码几种不同的、但多为功能相关的蛋白质。原核生物mRNA的5'端无帽结构，3'端一般也无多聚A尾，但5'端和3'端也有非编码区。非编码区内主要是一些调控序列，所占比例为50%左右。

（3）原核生物的结构基因

基因中编码RNA或蛋白质的DNA序列称为结构基因，原核生物的结构基因中无内含子成分，基因是连续的，其RNA合成后不需经过剪接加工过程。但基因与基因之间还是有重复序列存在，如肠杆菌基因间重复一致序列，已在多个细菌中被检出,长约126bp,可形成茎环结构,而且序列的同源性很高。原核生物的结构基因多数是单拷贝基因,只有编码rRNA和tRNA的基因有多个拷贝,这有利于核糖体的快速组装和蛋白质的急需合成。原核生物结构基因的编码顺序一般不重叠。

(4) 具有编码同工酶的基因

这类基因表达产物的功能相同,但基因结构不完全相同。例如,在大肠杆菌基因组中含有两个编码乙酰乳酸合成酶的基因,两个编码分支酸变位酶的基因。

(5) 含有可移动DNA序列

原核生物基因组中的可移动序列能产生转座现象,包括插入序列、转座子及染色体以外的质粒等。这些可移动的DNA序列通过不同的转移方式发生基因重组,改变生物体的遗传性状,使生物体更适应环境的变化。

2. 质粒

质粒是指细菌染色体以外,能独立复制并稳定遗传的双链闭合环状分子。绝大多数质粒核酸是环状双链DNA分子,没有游离的末端,每条链上的核苷酸通过共价键头尾相连。质粒DNA分子可以持续稳定地处于染色体外而呈游离状态,但在特定的条件下也能可逆地整合到宿主染色体上,随染色体的复制而复制,并通过细胞分裂传递到子代。质粒作为一个完整的复制子,在转化细菌后能自主复制,并对细菌的一些代谢活动和抗药性产生影响。因此,在基因工程技术中常常作为目的基因载体而被广泛应用。

(1) 质粒的分类

质粒的类型较多,根据其所携带基因功能的不同将质粒分为以下几类:

①F质粒,也称性质粒,它可以决定细菌的性别,能将宿主染色体基因和它本身转移到另一宿主细胞中去。F质粒是相对分子质量为6.25×10^7,长94.5kb的超螺旋环状DNA分子,可以编码94个中等大小的蛋白质。F质粒基因组主要包括三个功能区,即转移区、插入区、复制区。F质粒也是一种游离基因,既可整合到细菌染色体中,又可再游离出来。

②R质粒,也称抗药性质粒或耐药性质粒,相对分子质量在2.5×10^7以上,主要特征是带有耐药性基因,可以使宿主菌获得耐受相应抗生素的能力。

③Col质粒,也称大肠杆菌素生长因子,大肠杆菌素能阻止不含这种质粒的大肠杆菌生长。Col质粒能编码大肠杆菌素,并结合在敏感细菌的胞壁上,干扰它们的某些生化过程,如复制、转录、翻译或能量代谢等,杀死这些细菌有利于自身的生存。Col质粒相对分子质量的波动范围很大,最大可至6×10^7。

（2）质粒的生物学特征

除酵母杀伤质粒为 RNA 分子外，已知的所有质粒都是环状超螺旋 DNA 分子，相对分子质量在 $4\times10^6 \sim 1\times10^8$ 之间，它们都具有以下生物学特征。

①自主复制性。质粒 DNA 含有自己的复制起始位点以及控制复制频率的调控基因，有些质粒还携带特定的复制因子编码基因，形成一个独立的复制子结构，因此质粒 DNA 能进行自主复制。

②可转移性。质粒可通过细菌之间的接合作用进行转移，这种转移可以在同一种属的菌体内或菌体间进行，也可以在不同种属的菌体间进行，携带的遗传性状也可随之转移。如质粒可以从抗生素耐受细菌转移到对抗生素敏感的同种或异种细菌中，使后者变为耐药菌。

③不相容性。同一类群的不同质粒通常不能在同一菌株内稳定共存，当细胞分裂时就会分别进入不同的子代细胞，这种现象叫做质粒的不相容性。而不同群的质粒可以在同一菌株内稳定共存，所以这些质粒具有相容性。质粒产生不相容性的原因在于同群质粒 DNA 具有同源性，可以产生相同的阻遏蛋白，抑制质粒 DNA 的复制，所以彼此间有相互抑制作用，不能共存于同一细胞。

④带有选择性标记。质粒有多种选择性标记，如抗药性基因、营养缺陷型基因，抗重金属（如 Hg^{2+}、Ag^+、Cd^{2+} 等）基因。最常见的选择性标记是抗药性基因，即带有一种或多种抗生素的抗性基因，可赋予宿主菌抵抗某种抗生素的能力，如抗氨苄青霉素（Amp）抗性基因，能编码 β－内酰胺酶，该酶能水解氨苄青霉素内的 β－内酰胺环使之失效，从而使细菌具有抗氨苄青霉素的能力。另外，还有抗四环素、抗卡那霉素、抗链霉素等抗性基因，这些抗药性基因在基因克隆中已成为筛选阳性重组子的重要标志。

3. 转座因子

转座因子是一类在细菌染色体、质粒或噬菌体之间自行移动并具有转位特性的独立的 DNA 序列。转座可以引起多种类型的基因突变，能在插入位点引入新的基因和引起基因重排等遗传效应，是基因重组的一种重要方式。在原核生物中转座因子主要包括插入序列、转座子和可转座噬菌体，目前转座因子已成为遗传学及基因工程学研究的重要工具之一。

（1）插入序列

最早发现的转座因子，也是一类最简单的转座因子。长度为 700～2000bp，由一个转位酶基因及两侧的反向重复序列组成。反向重复序列的对称结构使 IS 可以双向插入（正向插入或反向插入）靶位点，并在插入后于两侧形成一定长度（3～11bp）的顺向重复序列称为靶序列。F 质粒、R 质粒中均含 IS。当含有抗药基因 R 质粒的转座因子转位到染色体中时，在该部位产生抗性基因，从而使抗药性在不同菌群中得以传播。

(2) 转座子

一类复杂的转座因子。Tn 比 IS 大，长 4.5～20kb，除了携带有关转座的必需基因外，还含有能决定宿主菌遗传性状的基因，主要是抗生素和某些药物的抗性基因，如热稳定的大肠杆菌毒素Ⅰ基因或抗药性基因等。转座子中的转位酶称为转座酶，其功能是介导转座子从一个位点转座到另一个位点，或从一个复制子转座到另一个复制子，其转座过程与 IS 相似。

(四) 病毒基因组

病毒是一类个体微小、无完整细胞结构、含单一核酸（DNA 或 RNA）、不能单独繁殖、只能在宿主细胞内进行复制的非细胞型微生物。完整的病毒颗粒由外壳蛋白和内部的核酸组成，核酸是病毒的核心，构成病毒基因组，为病毒增殖、遗传和变异等功能提供遗传信息。外壳蛋白的功能是识别和侵袭特定的宿主细胞并保护病毒基因组不受核酸酶的破坏。

1. 基因组碱基组成及核酸类型

与原核生物和真核生物基因组相比，病毒基因组在基因组大小、碱基组成、核酸类型、基因组结构等组织形式上都有所不同。病毒基因组结构简单，核酸类型多样。

(1) 基因组碱基组成

病毒基因组结构相对简单，基因数小，但不同病毒基因组相差甚大，变化范围一般在 $1.5 \times 10^3 \sim 3.6 \times 10^6$ bp 之间。如乙型肝炎病毒基因组为 3.2kb，只编码 6 种蛋白质；而痘病毒的基因组为 300kb，可编码病毒复制所涉及的酶类等几百种蛋白质，因此，痘病毒对宿主的依赖性比乙型肝炎病毒小。

(2) 基因组核酸类型

病毒基因组核酸类型较多，有双链、单链以及双链部分区域为单链，有环状分子也有线性分子。无论是哪种核酸类型，每种病毒颗粒中只含一种核酸，或为 DNA 或为 RNA，两者不共存于同一病毒颗粒中。如乳头瘤病毒是一种环状的双链 DNA 病毒，而腺病毒的基因组则是线性的双链 DNA，脊髓灰质炎病毒是一种单链的 RNA 病毒。多数 RNA 病毒的基因组是由连续的 RNA 组成，但有些病毒的基因组 RNA 是节段性的，如流感病毒的基因组是由 8 条不连续的 RNA 构成。

2. 病毒基因组特征

病毒基因组携带有病毒的全部遗传信息，决定了病毒的感染、增殖、遗传、变异等生物学功能。其主要特征如下：

(1) 基因组中有基因重叠现象

重叠基因是指基因组中一段 DNA 序列有两个或两个以上开放读码框架,可编码两种或两种以上的蛋白质,称之为重叠基因。这种现象在其他的生物细胞中仅见于线粒体 DNA 和质粒 DNA,可认为是病毒基因组的结构特点,这种结构的意义在于较小的基因组能携带较多的遗传信息。

重叠基因有以下几种情况:完全重叠,如噬菌体 ΦX174 的 B 基因包含在 A 基因内,同样,E 基因包含在 D 基因内。部分重叠,如 K 基因和 A 基因及 C 基因的一部分基因重叠。两个基因只有一个碱基重叠,如 D 基因的终止密码子的最后一个碱基是 J 基因起始密码子的第一个碱基。

(2) 基因组相关基因丛集

病毒基因组中功能相关的蛋白质基因往往丛集在基因组的一个或几个特定部位,形成一个功能单位或转录单元。可被一起转录成多顺反子 mRNA,然后再加工成各种蛋白质的模板 mRNA。

(3) 基因组编码序列大

病毒基因组有编码区和非编码区,但病毒基因的编码序列大于 90%,大部分用来编码蛋白质,只有很少一部分不编码蛋白质。如在 ΦX174 中非编码区只占 217/5375,G4-DNA 中占 282/5577,只占 5% 左右。非编码区通常是基因表达的调控区。

(4) 基因组都是单倍体

除反转录病毒基因组有两个拷贝外,其他的病毒基因组都是单倍体,每个基因在病毒颗粒中只出现一次。

(5) 病毒基因可连续也可间断

感染细菌的病毒(噬菌体)基因组中无内含子,基因是连续的;而感染真核细胞的病毒基因是不连续的,含有内含子,转录后需经加工才能成为成熟的 mRNA。

(6) 基因组含有不规则结构基因

有些病毒的结构基因不规则,转录出的 mRNA 有几种情况:①几个基因的编码区是连续的,编码一条多肽链,翻译后切割成几个蛋白质;②有的病毒 mRNA 没有 5'端的帽子结构,但能利用 5'端非编码区的 RNA 形成特殊的空间结构,作为翻译增强子,参与蛋白质的翻译过程;③有的病毒 mRNA 没有起始密码子,必须在转录后进行剪接,与其他基因的密码子连接,成为有翻译功能的完整 mRNA。

第二节 核酸分子杂交与生物芯片技术

一、核酸分子杂交的基本原理与分类

核酸分子杂交是应用核酸分子变性和复性的性质，使不同来源的核酸分子按碱基互补关系形成异源双链体的过程。杂交的双方分别称为靶序列和探针，靶序列可以是克隆化的基因组 DNA，细胞总 DNA 或总 RNA。杂交形成的异源双链体可以是 DNA－DNA、DNA－RNA 或 RNA－RNA。其过程具有高度特异性，可以根据所使用的探针序列对靶序列进行特异性的检测。

（一）核酸分子杂交的基本原理

DNA 分子是反向平行、右手螺旋的双链结构，依赖两条单链间的氢键及同一条单链上相邻碱基间的纵向范德华力维持其稳定性。在一定理化因素（温度、pH 值、离子强度等）条件下，DNA 双链互补碱基对之间的氢键发生断裂而解离为单链的过程称为变性。当变性条件逐渐消除后，具有碱基互补区域的单链又可以重新结合形成双链的过程称为复性。

根据变性和复性的原理，可将一种单链核酸标记成为探针，与另一种单链核酸进行碱基互补配对形成异源双链核酸分子的过程称为杂交。杂交的基础是单链核酸分子之间存在有一定程度的互补碱基序列。所以不同来源的单链核酸分子只要彼此之间存在有部分互补序列就可以形成杂交体。

（二）核酸分子杂交的分类

核酸分子杂交根据其作用环境可分为固相杂交和液相杂交两种类型固相杂交是指固定在固体支持物上的一条核酸链与游离在溶液中的另一条核酸链进行杂交反应的类型。固体支持物包括硝酸纤维素膜、尼龙膜、聚偏二氟乙烯（PVDF）膜、乳胶颗粒、磁珠和微孔板等。根据支持物的不同，固相杂交可分为印迹杂交和原位杂交。印迹杂交是将凝胶电泳分离后的核酸片段转移到特定的固相支持物上，而原位杂交是指不改变核酸片段的位置而进行的杂交反应。

液相杂交是指游离在溶液中的两条核酸链进行杂交反应的类型。由于液相杂交研究最早，操作过程复杂，杂交后难以去除过量所导致的未杂交探针，应用受到限制。

(三) 影响核酸分子杂交的因素

1. 探针

探针的选择、标记方法及浓度均会影响核酸分子杂交。

(1) 探针的选择

根据不同的杂交实验需求，核酸探针的选择原则不同。核酸探针选择的原则如下：

①针对检测靶序列上的点突变时，选用寡核苷酸探针；②检测靶序列为单链时，选用与其互补的 DNA 单链探针、RNA 探针或寡核苷酸探针；③针对复杂的靶核苷酸序列或病原体时，选用特异性较强的长双链 DNA 探针；④针对组织原位杂交时，选用寡核苷酸探针或短的 PCR 标记探针 (80~150bp)。

(2) 探针的标记方法

选择探针类型的同时还应选择探针的标记方法。核酸探针的标记方法很多，应根据检测灵敏度及显色方法等实验要求来选择。一般认为放射性同位素标记探针的灵敏度高于非放射性同位素标记探针。而同位素探针的实际灵敏度依赖于标记方法，如随机引物延伸法标记所得的核酸探针比活度高于缺口平移法标记探针。检测单拷贝基因序列时，应选用标记效率高、显色灵敏的探针标记方法，对灵敏度要求不高时，可采用保存时间长的生物素标记探针技术和比较稳定的碱性磷酸酶显色系统。

(3) 探针的浓度

探针浓度与杂交效率成正比关系。在较窄范围内探针浓度增加，敏感性增加。探针自身的物理特性并不影响其使用浓度，但受不同类型标记物、固相支持物非特异性结合的影响。如在膜杂交反应中，^{32}P 标记探针的使用浓度为 5~10ng/mL，非同位素标记探针的使用浓度为 25~100ng/mL；在原位杂交中，任何标记探针的使用浓度均为 0.5~5.0μg/mL。

2. 温度

影响核酸分子杂交最重要的因素之一是温度，当反应温度增加到最适杂交温度时，杂交反应速率最大。一般 DNA/DNA 杂交，最适杂交温度低于 T_m 值 20~25℃；RNA/RNA 或 RNA/DNA 杂交，加有机溶剂可降低 T_m 值；用寡核苷酸探针杂交，最适杂交温度较 T_m 值低 5℃。而对于某些反应时间需要延长，或对生物活性必须保护的复杂生物的核酸分子，长时间处于此温度下的核酸分子会断裂，结合到膜上的 DNA 脱落也会增多，可以使用高浓度盐溶液或有机溶剂来降低反应温度。常用的高浓度盐溶液为 6.2mol/L NaCl；常用的有机溶剂为甲酰胺和二甲亚砜 (DMSO)。如果待测核酸序列与探针同源性高时，则用水溶液在 68℃杂交。甲酰胺是一种变性剂，能干扰碱基堆积力和氢键的形成，降低核酸杂交的 T_m 值，从而降低杂交液的温度。低温时探针与待测核酸杂交更稳定，当待测核酸与探针同源性不高时，加 50% 的甲酰胺可使 T_m 值降低 30℃，可使核酸分子在 35～42℃ 杂交，甚至可使 DNA 在室温下进行变性和复性。在杂交液中加入 30%DMSO 可使 T2 噬菌体 DNA 的 T_m 值降低 14℃。

3. 离子强度

在低离子强度的溶液中，核酸分子杂交率较低，但随着盐浓度的增加，杂交率增加，即杂交速率与离子强度成正比。高浓度的盐使碱基错配的杂交体更稳定，当进行不完全同源序列的核酸分子杂交时，必须维持杂交反应液和洗膜溶液中较高的盐浓度。

4. 靶核酸分子

核酸分子的浓度与长度直接影响核酸分子的杂交，一般浓度越大，复性速度越快；分子越大，复性速度越慢。当探针是单链结构时，核酸分子浓度增加，杂交效率增加；当探针是双链结构时，浓度过高会影响杂交效率。

在探针和靶核酸浓度均较低的情况下，杂交的初始速度由探针和靶核酸的浓度决定。靶核酸的量很少，根据不同的实验目的对固定在滤膜上的靶核酸量的要求不同。如在 Southern 杂交中，每一泳道中电泳 1～10ug 哺乳动物的 DNA，20ng/mL ^{32}P 标记的探针就可以检测到单个拷贝基因；在 Northern 杂交中，每一泳道常电泳 10～20μg 总 RNA 或 1～2g 多聚（A）＋RNA，若待测 RNA 的含量占多聚（A）$^+$RNA 含量需要在 0.01% 以下，则多聚（A）$^+$RNA 的含量需要增加到每泳道 10g。

5. 非特异性杂交反应

杂交反应前封闭非特异性杂交位点，减少其对探针的非特异性吸附。常用的封闭物包括非特异性 DNA（鲑精 DNA 或小牛胸腺 DNA）和高分子化合物（Denhart's 溶液或脱脂奶粉）。当与滤膜一起孵育后，除滤膜上已吸附样品 DNA 的区域外，鲑精 DNA 或小牛胸腺 DNA 可被吸附到所有其他区域，使整个背景覆盖一层。由于非特异性 DNA 与探针无同源性，在杂交反应中可大大减少探针的非特异性结合，背景更清晰。另外某些高分子化合物也具有封闭膜上非特异位点的能力。

二、核酸探针

核酸探针是指能与待测靶核酸序列发生碱基互补杂交，并带有可检测标记的已知序列的核酸片段。它具有高度的特异性，可用于临床病毒、细菌等病原微生物的快速诊断。

（一）核酸探针的种类

根据标记物不同，可将核酸探针分为放射性探针和非放射性探针；根据性质及来源不同，可将核酸探针分为 DNA 探针，RNA 探针，寡核苷酸探针等。

1. DNA 探针

DNA 探针包括基因组 DNA 探针和 cDNA 探针，应用最为广泛的是基因组 DNA 探针，其长度在几百碱基对以上。它的制备可通过限制性内切酶酶切或聚合酶链反应（PCR）从基因组中获得特异的 DNA 后，将其克隆到质粒或噬菌体载体中，随着质粒的复制或噬菌体的增殖而获得大量高纯度的 DNA 探针。如细菌的毒力因子基因探针和人类 lu 探针。

互补 DNA（complementary DNA，cDNA）探针是指与 mRNA 互补的 DNA 分子，由 RNA 经过逆转录酶催化产生的逆转录产物。它的制备是以 mRNA 为模板，在逆转录酶的催化作用下合成一条与 mRNA 互补的 DNA 链，用 RNaseH 除去 mRNA 后，在大肠埃希菌 DNA 聚合酶 I 催化下合成第二条 DNA 链，即完成双链 DNA 的合成过程，再将其插入到适当的质粒载体后转入细菌中进行扩增。

DNA 探针的优点在于可以克隆在质粒载体中而无限繁殖，不易降解，并且其标记方法比较成熟。

2. RNA 探针

将目的基因插入载体启动子下游的多克隆位点，利用限制性内切酶对重组质粒进行切割，使之成为线性 DNA。特定的 RNA 聚合酶催化启动下游目的基因的转录，以含目的基因的 DNA 片段为模板合成 RNA 探针。

RNA 探针可以是标记的分离的 RNA，也可以是重组质粒在 RNA 聚合酶作用下的转录产物。因为 RNA 探针是单链分子，杂交时不存在第二条链的竞争，所以它与靶序列的杂交反应效率高、灵敏度高，特异性强。早期采用的 RNA 探针主要用于研究，主要为细胞 mRNA 探针和病毒 RNA 探针，它们的标记在细胞基因转录或病毒复制过程中完成，标记效率不高，且易受多种因素制约。RNA 探针主要适合于 Northern 印迹杂交、原位杂交等，其主要缺点是不稳定，易被降解。

3. 寡核苷酸探针

根据已知的核酸序列，可用 DNA 自动合成仪合成一定长度的寡核苷酸片段作为探针使用。如果已知 DNA 或 RNA 序列，可合成精确互补的 DNA 探针；如不知道核酸序列，则可根据蛋白质的氨基酸序列推导出核酸序列，合成 DNA 探针，但要考虑到密码子的兼并性。寡核苷酸探针长度一般为 17～50bp，它们可以是寡聚 DNA、寡聚 RNA 或修饰后的肽核酸。寡核苷酸探针被广泛应用于重组文库的筛选、点杂交、狭缝杂交以及点突变的检测。寡核苷酸探针的制备较为简单，但灵敏度稍差。

（二）核酸探针的检测

核酸分子杂交后信号的检测手段应根据杂交反应的类型来选择。

1. 放射性同位素标记探针的检测

（1）放射自显影（autoradiography，ARG）

放射性同位素标记探针的检测基于放射性同位素在不断衰变过程中释放出来的带电离子（α或β粒子）作用于感光材料的卤化银晶体，形成潜在影像，经过显影即可见到成像的原理。基本过程是将放射性样品在黑暗中与照相乳胶接触在一起，即使照相乳胶暴露于射线中，射线使乳胶中的 AgBr 感光，产生潜影，经定影后在乳胶上形成与样品中放射性物质所在的部位和活度相对应的有银粒组成的图像。放射自显影具有定位准确、灵敏度高、资料形象、操作简单易行、结果易于保存等优点；缺点是自显影的制备时间过长，不能直接定量。最常用的是 ^{32}P 标记探针的检测。放射自显影包括直接放射自显影和间接放射自显影两种。

①直接放射自显影。在暗室中将含有放射性杂化分子的薄膜与 X 线胶片紧密地贴在一起放入暗盒。放射性同位素衰减会释放β射线，感光胶片上的银颗粒，产生稳定的潜影，胶片经冲洗后产生可见的图像。图像的位置与薄膜上杂化分子的位置一致，图像的深浅反映了杂化分子的含量。

②间接放射自显影。为增加 ^{32}P 检测的敏感性，X 线胶片被夹在薄膜和增感屏之间，增感屏是一种有弹性的塑料片，由磷钨酸等闪烁物覆盖，受到激发时可以发光。^{32}P 的射线穿透 X 线胶片照射到增感屏上，激发增感屏上的物质发光，其光线可以使 X 线胶片感光产生潜影，可使 ^{32}P 的检测效率增强 10 倍。由于反射光产生的潜影在低温下比较稳定，使用增感屏时一般将放射自显影的暗盒置于－70℃。

（2）液体闪烁计数法

液体闪烁计数法的检测原理是待检样品辐射时发出的辐射能经溶剂分子传递给闪烁剂分子，被激发的闪烁剂分子从激发态退激为稳定态的过程中产生荧光信号，经光电倍增管转变为电子脉冲信号，信号得到放大并被测量，从而实现对放射性同位素探针的检测。

将放射性溶液均匀混合于闪烁液中，辐射粒子直接和闪烁液作用。在闪烁液中带电粒子基本上以 4π 的几何效率被测量，故液体闪烁计数法灵敏度高。

2. 非放射性同位素标记探针的检测

核酸分子杂交检测体系及方法依据非放射性同位素探针的标记物不同而不

同。一般分为直接检测法和间接检测法。在直接检测法中，可检测的标记分子与核酸探针直接结合，杂交反应后可以直接观察结果。如酶直接标记的探针可通过直接显色检测；荧光素直接标记的核酸探针在杂交后，通过光照射发出荧光，与X线胶片在暗室曝光、显影检测。生物素、地高辛等其他非同位素标记物需先与检测系统偶联后才能显色进行检测，称为间接检测法。

(1) 直接检测法

直接检测法包括酶促显色法和荧光法两类。通过酶促反应使酶的作用底物形成有色产物的检测方法称为酶促显色法。根据不同荧光素吸收和发射荧光的波长不同，采用不同波长的光照射，检测激发光的方法称为荧光法。荧光法检测主要用于原位杂交。下面主要介绍酶促显色法。

①碱性磷酸酶显色体系。碱性磷酸酶（alkaline phosphatase，ALP）可作用于底物 5－溴－4－氯－3－吲哚磷酸盐（5－bromo－4－chloro－3－indolyl phosphate，BCIP），使其脱磷并聚合，在此过程中释放出 H^+ 使硝基蓝四氮唑（nitroblue tetrazolium，NBT）还原形成不溶性紫色化合物二甲䏡，从而使与标记探针杂交的靶位点显色而得到检测。

②辣根过氧化物酶显色体系。辣根过氧化物酶（horseradish peroxidase，HRP）利用过氧化氢（H_2O_2）作用于芳香胺类的显色底物，如 3，3′－二氨基联苯胺（3，3′－diaminobenzidine，DAB）和 3，3′，5，5－四甲基联苯胺（3，3′，5，5′－tetramethylbenzidine，TMB）等。DAB 经 HRP 催化反应后在杂交部位形成红棕色沉淀物；TMB 无致癌性，其反应产物为蓝色，易于观察，故 TMB 应用更为广泛。

为了保证酶的活性，直接检测法进行杂交和洗脱的条件必须温和，故不能用于反应条件（杂交和洗脱条件）苛刻的某些杂交反应，而主要用于杂交反应温度较低的寡核苷酸探针杂交。

(2) 间接检测法

对地高辛、生物素，或荧光素标记的探针进行检测时，需要增加一个将酶连接到杂化核酸分子上的步骤。杂化核酸分子中的生物素可通过链霉素与酶结合，最简单的一种方法是同时加入链霉素与HRP，以便于在生物素化的杂化核酸分子与酶之间形成一个连接，然后再加入适当的底物。间接法检测的过程包括偶联反应和显色反应两个过程。

①偶联反应。大多数非同位素标记物是半抗原，通过抗原－抗体免疫系统与检测体系相偶联，如生物素链亲和素－显色体系偶联检测。根据偶联反应不同，检测方法也不同，可分为直接法、间接免疫法、间接亲和法、直接亲和法及间接免疫亲和法等。

②显色反应。通过连接在抗体或抗生物素蛋白（或链亲和素）上的显色物质（酶、荧光素）对杂交信号进行检测。酶促显色法：常用的方法包括 ALP 和 HRP 显色体系，作用原理与直接检测法相同。ALP 显色体系的显示结果为紫色，HRP 显色体系的显示结果根据底物不同有棕色和蓝色两种。荧光法：常用的方法有异硫氰酸荧光素（FITC）、四乙基罗达明（RB200）等，不同的荧光素在激光照射下发出不同颜色的荧光，用荧光显微镜或荧光检测系统可以直接检测荧光信号。化学发光法：根据在化学反应过程伴随有发光的现象，从而实现对结果进行检测的方法称为化学发光法。目前应用最广泛的是 HRP 催化鲁米诺伴随的发光反应，其原理是 HRP 在过氧化氢（H_2O_2）存在下催化鲁米诺氧化，产生高反应的内生过氧化物，在分解至基态时发射 425m 的光。

三、核酸分子杂交技术

各种核酸分子杂交技术的基本原理和操作流程基本相同，包括靶核酸分子的制备及探针分子的制备和标记、预杂交及杂交、漂洗、杂交信号的检测及分析等。常用的核酸分子杂交技术有 Southern 印迹杂交技术、Northern 印迹杂交技术、原位杂交技术等。

（一）Southern 印迹杂交技术

Southern 印迹杂交技术是将电泳分离的待测 DNA 片段固定在固相载体上，与标记的核酸探针进行杂交，在与探针有同源序列的位置上显示杂交信号的一种核酸杂交方法。

Southern 印迹杂交技术的基本原理是：具有一定同源性的两条核酸单链在一定的条件下，可按碱基互补的原则形成双链，此杂交过程是高度特异的。由于核酸分子的高度特异性及检测方法的灵敏性，综合凝胶电泳和限制性核酸内切酶分析的结果，便可绘制出 DNA 分子的限制图谱。

Southern 印迹杂交技术包括两个主要过程：一是将待测核酸分子通过一定的方法转移并结合到一定的固相支持物（硝酸纤维素膜或尼龙膜）上，即印迹（blotting）；二是固定于膜上的核酸同位素标记的探针在一定的温度和离子强度下退火，即分子杂交过程。早期的 Southern 印迹是将凝胶中的 DNA 变性后，经毛细管的虹吸作用，转移到硝酸纤维素膜上。印迹方法如电转法、真空转移法；滤膜包括硝酸纤维素膜、尼龙膜、化学活化膜（如 APT、ABM 纤维素膜）等。

Southern 印迹杂交技术的基本操作流程是：将 DNA 样品用限制性核酸内切酶消化后，经琼脂糖凝胶电泳分离各酶解片段；酶解后的 DNA 片段经碱（NOH）变性断裂为较短的单链 DNA，中性缓冲溶液如 Tris 缓冲溶液中和凝胶中的缓冲溶液；在高盐条件下，将固相支持物置于胶上，通过毛细管虹吸作用或电转移将 DNA 从凝胶中转印至一定的固相支持物上；加入探针使之与固相支持物上的 DNA 进行杂交；冲洗掉游离的探针或非特异结合的 DNA，检测杂交信号。

Southern 印迹杂交技术检测的目标是 DNA，DNA 不易被降解且制备过程简单，易于在普通实验室操作，故其是分子生物学领域中最常用的核酸分子杂交方法之一。目前 Southern 印迹杂交技术在单基因遗传病的基因诊断、DNA 图谱分析及 PCR 产物分析等方面有重要价值。

（二）Northern 印迹杂交技术

Northern 印迹杂交（Northernblotting）技术基本原理和基本过程与 Southern 印迹杂交技术类似，是将 RNA 从琼脂糖凝胶中转印到固相支持物（硝酸纤维素膜）上的一种核酸分子杂交方法。

Northern 印迹杂交的 RNA 与 Southern 印迹杂交的 DNA 吸印方法类似，只是所使用的变性剂不同。

Northern 印迹杂交上样前用甲基氢氧化银、乙二醛或甲醛使 RNA 变性（NaOH 会水解 RNA 的 2′—OH）。RNA 变性后有利于在转印过程中与硝酸纤维素膜结合，同样可在高盐中进行转印。在电泳的琼脂糖凝胶中不能加 EB，因为它会影响 RNA 与硝酸纤维素膜的结合。为测定片段大小，可在同一块胶上加分子量标记物一同电泳，之后将标记物切下、上色、照相，样品胶则进行 Northern 转印。标记物胶上色的方法是在暗室中将其在含 $5\mu g/mL$ EB 的 $0.1mol/L$ 醋酸铵中浸泡 10min，在水中脱色即可，在紫外光下用一次成像相机拍照时，上色的 RNA 胶要尽可能少接触紫外光，若接触太多或在白炽灯下暴露过久，会使 RNA 信号降低。

Northern 印迹杂交技术检测的目标是 RNA，RNA 的制备需要严格的条件及更规范的操作，所有操作均应避免 RNase 的污染，否则 RNA 易于丢失或被降解。RNA 是基因开放或关闭的标志物，因此在蛋白质组学的研究中，机体不同发育阶段、同一组织正常与疾病的不同状态下基因表达的结果有差异，故 Northern 印迹杂交技术被认为是判断基因表达的"金标准"。目前 Northern 印迹杂交技术常用于 RNA 病毒的检测、基因表达的检测、肿瘤的早期诊断等。

（三）原位杂交技术

原位杂交（in situ hybridization，ISH）是将标记的核酸探针与细胞或组织中的核酸按碱基配对原则进行特异结合形成杂交体，然后应用组织化学或免疫组织化学方法在显微镜下或电子显微镜下对待测核酸进行细胞内精确定位的一种检测技术。此技术不经历核酸提取过程，而是直接对细胞或组织中的基因进行定位或表达的检测。

原位杂交的基本操作步骤是：杂交前准备，包括固定、取材、玻片和组织的处理等，保持细胞形态结构，最大限度地保存细胞内 DNA 或 RNA 水平，增加细胞膜的通透性和探针的穿透性，降低背景染色；杂交，使已标记探针与细胞内的靶序列核酸进行特异结合；洗脱，利用一系列不同浓度、不同温度的盐溶液进行漂洗，降低背景色；信号检测，根据核酸探针标记物的种类选择相应的检测方法进行杂交信号的检测。

原位杂交技术目前主要应用于正常或异常染色体上特异基因及其表达的精确定位、转录水平的分析，病毒和病原体感染的检测等。其中常用的是 RNA 原位核酸杂交（又称 RNA 原位杂交组织化学或 RNA 原位杂交），可在基因分析和诊断方面作定性、定位和定量分析，已成为最有效的分子病理学技术，同时在分析低丰度和罕见的 RNA 表达方面已展示了分子生物学的一个重要方向。荧光原位杂交（fluorescence in situ hybridization，FISH）技术已成功地将骨髓癌抑制基因 hTTFG 定位于染色体 5q31 位置上。

四、DNA 芯片技术

DNA 芯片是指将大量的 DNA 片段有序地、高密度地固定于载体上，并与标记的待测样品杂交，通过自动化仪器检测杂交信号的强度来对样品中靶分子的数量和序列信息进行分析。既可得知样品中 mRNA 的表达量，也可进行基因突变体的检测和基因序列分析，为进一步了解基因间的相互关系及基因克隆提供有用的工具。在 DNA 芯片技术出现前，传统分子生物学技术通常只能同时对少数几个基因的表达情况进行研究，而基因芯片技术则能同时对成百上千的基因进行研究，是一种高通量基因检测技术。

基因芯片技术的核心特点是微型化、自动化、高通量。芯片每平方厘米固体表面上可固定十万个 DNA 片段、数万个基因。一次分析可得到数万个基因的表达信息。微型化的另一方面是样品用量与试剂用量的微量化，用纳克级的 RNA、微升级的杂交液就能分析成千上万个基因的表达信息。芯片设计制作可实现自动化，杂交、洗片等过程也可实现自动化，这样工作效率大幅度提高。

基因芯片根据所用载体不同分为玻璃芯片、膜芯片、硅芯片和陶瓷芯片等；根据其应用不同可分为表达谱芯片、诊断芯片和检测芯片；根据其结构的不同又可分为寡核苷酸芯片、cDNA 芯片和基因组芯片；根据制作方法不同又可分为原位合成芯片、直接点样法芯片。

（一）基因芯片的原理

DNA 芯片的基本原理与 Southern 杂交技术相似，是将已知序列的寡核苷酸片段或 cDNA 基因片段作为探针有序地固定于支持物（尼龙膜、玻璃、塑料、硅片等）上，与样品中标记（生物素、荧光素、核素等）的核酸分子进行杂交，通过对杂交信号的检测进行定性或定量分析。一张 DNA 芯片，可固定成千上万个探针，具体数目则取决于芯片设计和制备方法。基因芯片技术包括以下四个主要的基本步骤：探针设计与芯片制备、样品处理及标记、芯片杂交、信号检测分析。

（二）基因芯片的制备

基因芯片制备主要包括两个方面，即探针的设计和探针在芯片上的布局。探针的设计是指根据应用目的不同，设计不同的固定于芯片上的探针；探针在芯片上的布局是指选择合适的方式将探针排布在芯片上。

1. 探针的设计

基因芯片主要用于基因表达和转录图谱的分析及靶序列中单核苷酸多态位点或突变点的检测。根据芯片的应用不同，基因探针的设计也不同，如表达型芯片探针、单核苷酸多态性（SNP）芯片探针和特定突变位点芯片探针。

（1）表达型芯片探针的设计

表达型芯片的目的是在杂交实验中对多个不同状态样品中数千基因的表达差异进行定量检测，探针设计时不需要知道待测样品中靶基因的精确细节，需要设计出针对基因中特定区域的多套寡核苷酸或采用 cDNA 作为探针，序列一般来自于已知基因的 cDNA 或表达序列标签（expressed sequence tag, EST）库，设计时序列的特异性应放在首要位置，从而保证与待测目的基因的特异结合。对于同一目的基因可设计多个序列不相重复的探针，使最终的数据更为可靠。

（2）单核苷酸多态性（SNP）芯片探针的设计

SNP 是基因组中散在的单个核苷酸的变异，最多的表现形式是单个碱基的替换（如 C→T 或 A→G）。SNP 的检测芯片一般采用等长移位设计法，即按靶序列从头到尾依次取一定长度（如 16～25bp）的互补核苷酸序列形成一个探针组合，这组探针是与靶序列完全匹配的野生型探针，然后对于每一野生型探针，将其中间位置的某一碱基分别用其他 3 种碱基替换，形成 3 种不同的单碱基变化的核苷酸探针。样品中的靶序列与探针杂交，完全匹配的杂交点显示较强的荧光信号。这种设计可以对某一段核酸序列所有可能的 SNP 位点进行扫描。

(3) 特定突变位点芯片探针的设计

对于 DNA 序列中特定位点突变的分析，要求检测出发生突变的位置及发生的序列变化。根据杂交的单碱基错配辨别能力，当错配出现在探针中心时，辨别能力强，而当错配出现在探针两端时，辨别能力弱。所以，在设计检测 DNA 序列突变的探针时，突变点应该位于探针的中心，以得到最大的分辨率。基因突变检测探针的设计可采用叠瓦式策略。具体如下：以突变区每个位点的碱基为中心，在该中心左右两侧各选取 15~25bp 的靶序列，合成与其互补的寡核苷酸片段作为野生型探针，然后将中心位点的碱基分别用其他 3 种碱基替换，可得到 3 个突变型探针。这 4 个探针之间只有中心一个碱基不同，构成一组探针，可对中心位点碱基的所有突变进行检测，然后再以下一个位点为中心，设计另一组探针。每组探针之间像叠瓦片一样错开一个碱基。长度为 n 个碱基的突变区就需要 4n 个探针。

2. 基因芯片的制作

常见的基因芯片制备方法可分为两大类：原位合成（也称在片合成）和直接点样（也称离片合成）。作为基因芯片的支持物，载体除了能有效地固定探针外，还必须允许探针在其表面与目标分子稳定地进行杂交反应。目前用于 DNA 芯片制作的载体主要分两类：实性材料和膜性材料。实性材料主要有玻片、硅片等，膜性材料有硝酸纤维素膜、尼龙膜及聚丙烯膜等。制作基因芯片的载体必须符合以下要求：载体表面必须具有可以进行化学反应的活性基团；载体应当有一定的惰性和稳定性；载体具有良好的生物兼容性。载体本身不存在活性基团，不能在其上直接连接核苷酸片段，须按照不同的类型进行预处理即载体的活化。实性材料经化学反应处理，使其表面存在活性基团（如羟基或者氨基），从而达到能在其上直接合成探针或固定已经合成的寡核苷酸探针的目的。膜性材料通过涂布多聚赖氨酸或者包被氨基硅烷偶联试剂，使其表面带上正电荷，以吸附带负电的 DNA 分子，达到固定探针的目的。

(1) 原位合成

原位合成是指直接在芯片上用 4 种核苷酸合成所需探针的基因芯片制备技术。适用于制备寡核苷酸芯片和制作大规模 DNA 探针芯片，可实现高密度芯片的标准化和规模化生产。主要包括光导原位合成法、原位喷印合成法和分子印章原位合成法。

① 光导原位合成法。此法将照相平版印刷技术与传统的核酸固相合成技术相结合，载体表面经化学处理后，表面铺上一层连接分子，其羟基上加有光敏保护基团，可用光照除去，用特制的光刻掩膜保护不需要合成的部位，而暴露合成部位，在光作用下去除羟基上的保护基团，游离羟基，利用化学反应加上

第一个核苷酸，所加核苷酸种类及在芯片上的部位预先设定，所引入的核苷酸带有光敏保护基团，以便下一步合成。随着反应的重复，探针数目呈指数增长，形成所需的高密度寡核苷酸阵列。该法的优点在于合成速度快、步骤较少，但也存在一些缺陷，如成本较高。

②原位喷印合成法。该方法应用的是一种喷墨打印技术，其核心组件为一个压电毛细管喷射器。制备方法类似于喷墨打印，不过墨盒中装的是四种碱基液体而不是碳粉。利用微喷头把寡核苷酸合成试剂按一定顺序依次逐层地喷印在基片表面的不同位置上。喷头在方阵上移动，并将带有某种碱基的试剂滴到基片表面，然后固定，经过洗脱和去保护后，就可以连上新的核苷酸使核苷酸链延伸。如此循环，合成所需长度的探针。此方法效率较高，但是耗时长，不适用于大规模DNA芯片的批量生产。

③分子印章原位合成法。分子印章原位合成是在一玻片表面涂布一层光刻胶，根据所需微阵列，通过光刻技术制备一套有凹凸的微结构，再将硅橡胶注入微结构表面，固化后，形成分辨率很高的硅橡胶分子印章。在氩气保护下将DNA合成试剂（含单核苷酸）或固相脱保护试剂涂布在分子印章表面，按照设计的顺序将不同的微印章逐个准确压印在同一基片上，使印章凸出表面的核苷酸与片基表面活性基团发生反应，从而将DNA合成试剂中四种不同碱基按设定的顺序依次压印到相应位点，即得到高密度基因芯片。该方法制备的芯片产率大，DNA探针的正确率高，分辨率高。

（2）针式打印法

针式打印法又称点样法、点接触法等，是指用特定的高速点样机将预先制备好的探针溶液放置于96孔或384孔板上，打印针浸入探针溶液并吸取一定量的液体，移至支持物上方之后，打印针垂直运动并接触到支持物表面后留下滴液，随后清洗打印机，干燥后进行下一位点的打印。

（三）基因芯片的应用

基因芯片技术充分利用生物科学、信息学等前沿学科的先进成果，以其快速、自动化程度高的特点而广泛应用于医学科研的各个领域，为后基因组时代的生命科学研究提供了一种强有力的工具，在疾病诊断、治疗、预防和机制研究领域发挥着不可替代的作用。

1. 基因表达分析

基因芯片中基因表达谱芯片的应用最为广泛。它从整体上分析细胞基因表达状况，可对不同来源、不同发育阶段、不同分化阶段、不同细胞周期、不同组织、不同个体、不同病变和不同刺激下细胞内RNA或cDNA的情况进行检测，为分析基因表达时空特征和检测基因差异表达提供有力工具。这种芯片可以检测整个基因组内成千上万个基因在 mRNA 表达水平的变化，对芯片点阵的密度要求较高，目前，基因表达谱芯片的点阵数可高达 400000 个点。表达谱芯片可以分析两种或两种以上不同细胞或组织来源的 mRNA 转录丰度的差异，计算杂交信号的比值和进行统计学分析，以获得差异表达基因的信息，同时还可以用聚类分析算法研究在功能或表达调控上具有相关性的基因，最终为研究基因功能和基因遗传网络提供有力手段。

2. 基因型、基因突变和多态性分析

在同一物种不同种群和个体之间，存在着多种不同的基因型，这种不同个体的不同性状和多种遗传性疾病有着密切的关系。基因组多样性的研究对阐明不同人群和个体在疾病的易感性和抵抗性方面表现出的差异具有重要意义，一旦对基因组的编码序列进行系统筛查，就有可能找出与疾病易感性有关的大量基因变异。要分析这些基因的多态性、基因的突变点与生物功能和疾病的关系，需要对大量个体进行分析，利用基因芯片技术可以分析单核苷酸多态性，进行突变点定位，研究基因多态性、基因突变与疾病的关系，同时也可确定致病的机制和患者对治疗的反应等。应用基因芯片，还可对许多与人类疾病密切相关的致病微生物进行基因型和多态性分析。

3. 疾病诊断

与传统方法相比，基因芯片在疾病检测诊断方面具有独特的优势，它可以用一张芯片同时对多个患者进行多种疾病的检测。仅用极小量的样品，在极短时间内，即可为医务人员提供大量的疾病诊断信息。这些信息有助于医生在短时间内采取正确的治疗措施，如对肿瘤、糖尿病和传染性疾病等常见病和多发病的临床检验及健康人群筛查，均可以应用芯片技术。

（1）遗传性疾病的诊断及产前诊断

人体的遗传性状是由基因决定的，当基因有缺陷、突变而影响其正常功能时，就会引起遗传性疾病。许多遗传性疾病的致病基因被相继定位，如血友病、苯丙酮尿症、地中海贫血等，因此可用对应于突变热点区的寡核苷酸探针制备 DNA 芯片，通过一次杂交完成对待测样品多种突变可能性的筛查，实现对多种遗传性疾病的高效快速诊断。目前这一技术已被用于 β 珠蛋白基因的突变检测，以诊断地中海贫血，其高准确性及高自动化特性有望成为诊断这一疾病的常规技术。除此之外，还可应用于产前遗传性疾病检查，抽取少许羊水甚至通过母体血液就可以检测出胎儿是否患有遗传性疾病，同时鉴别的疾病可以达到数十种甚至数百种，这是其他方法所无法替代的。

（2）感染性疾病的诊断

对病原微生物感染诊断，目前其他的实验室诊断技术所需的时间比较长，检查也不全面，医生往往只能根据临床经验做出诊断，降低了诊断的准确率。如果在检查中应用基因芯片技术，就能在短时间内知道患者感染的是何种病原微生物，并且能测定病原体是否产生耐药性、对何种抗生素产生耐药性、对何种抗生素敏感等等，便于医生有的放矢地制订科学的治疗方案。

如将各种病毒的特异性序列制成探针，有序地点布到芯片上，再与处理后的样本进行杂交，这样一次就可检测出多种病毒并能鉴定出病毒的亚型。应用DNA芯片技术可以在艾滋病患者出现抗体反应之前检测到HIV，对该病的早期诊断具有重大意义。对HIV-13亚型中的反转录酶和蛋白酶基因的多态性分析揭示，该亚型的病毒基因序列存在极大差异，其中蛋白酶的基因片段差异最大，在编码的99个氨基酸序列中，有47.5%存在明显突变，直接导致了病毒抗药性的不同。国内已研制出了检测丙型肝炎病毒的基因芯片，敏感性高、分辨率好，准确性接近100%。基因芯片技术对人巨细胞病毒、肝炎病毒、结核分枝杆菌的诊断及致病微生物的鉴别也发挥了重要作用。

（3）对肿瘤的诊断及治疗

正常组织和肿瘤组织在基因组DNA水平上是有差异的，通过比较基因组杂交或进行核型分析，人们可以找到这种差异。这种差异是几十万到几百万个碱基的DNA片段的突变，诸如易位、倒位、插入和缺失、扩增等。已知的这些种类的突变可以作为探针进行荧光原位杂交（FISH），对分析个体进行突变检测。由于肿瘤病理过程牵涉的基因表达数量多而复杂，因此常规的基因表达研究方法如原位杂交，Northern杂交和定量RT-PCR由于其通量低而无法有效解决肿瘤研究的基因表达问题。如果希望筛选特定肿瘤发生、发展和转移等病理过程牵涉的所有差异表达的基因，基因表达谱芯片是目前最有效的工具。根据基因表达特点，人们可以了解正常组织和肿瘤组织基因表达的异同，了解同一肿瘤不同阶段基因表达的特点，了解同一组织不同类型肿瘤（如良性与恶性）基因表达的特点，了解不同组织肿瘤基因表达特点。根据基因表达的特点，人们可以对肿瘤进行分类，可以了解肿瘤的分子机制，可以找到治疗肿瘤的靶分子。能同时检测250种肿瘤相关基因的芯片已经问世，在癌症的早期诊断中将发挥重要作用。

利用基因芯片技术还可对包括白血病、淋巴瘤及乳腺癌等多种肿瘤的细胞亚群进行区分，对治疗方案进行评估和对新药药效进行评价以及为肿瘤的发生、发展和转移的预测提供分子依据。利用基因芯片技术可以观察药物对肿瘤细胞基因表达谱的影响，评估药物对肿瘤治疗的可行性，从中筛选出抗肿瘤候选药物，为抗肿瘤药物的研究和开发提供资料。

4. 药物筛选和新药开发

对开发新药来讲，筛选是必不可少的手段和途径，选择合适的靶标是药物筛选及定向合成的关键因素之一。基因芯片技术所具有的高集成与组合化学相结合的特点，为新药研究的初筛提供了超高通量的筛选。这可通过比较药物处理前后细胞基因表达的差异来推测筛选药物的作用靶标，从而找到导向药物。此外，还可以用芯片技术对中药的真伪和有效成分进行快速鉴定和分析。DNA芯片技术可通过对基因表达的分析快速确定药物分子的有效性、毒性及最佳剂量。生命演化过程中基因的趋异化和遗传多态性为药物的临床应用增加了复杂性，可以说没有一种药物可以适用于所有的患者。药物基因组学利用DNA芯片技术就可确认某种药物对群体中哪些人治疗有效，而对哪些人会带来毒副作用，从而达到个性化治疗的目的。根据基因型为特定药物选择合适的患者将是药物治疗上的一次质的飞跃。毒理学用生物芯片研究某种化学物质作用于细胞后基因表达的变化，如果发现一些重要的功能基因表达有明显的改变，则揭示此化合物在研究剂量下有一定毒性。DNA芯片技术可以使临床实验中药物可能出现的毒性反应尽早检测出来，以加快新药开发，并减少新药开发的风险。

5. 个体化用药的指导

临床上，同样药物的剂量对患者甲有效可能对患者乙不起作用，而对患者丙则可能有副作用。在药物疗效与副作用方面，患者的反应差异很大。这主要是由于患者遗传学上存在差异，如药物应答基因不同导致对药物产生不同的反应。例如细胞色素P450酶与大约25%的广泛使用的药物的代谢有关，如果患者该酶的基因发生突变就会对降压药异喹胍产生明显的副作用，5%~10%的高加索人缺乏该酶基因的活性。现已明确此基因存在广泛变异，这些变异除对药物产生不同反应外，还与易犯各种疾病如肿瘤、自身免疫病和帕金森病等有关。当传统检测方法难以追踪药物本身或者药物的临床效果显现的间期较长时，通过基因芯片检测特定被诱导的基因（药品代谢相关的基因），可以为预知药效及药物临床使用剂量提供一种简便的途径。例如乙型肝炎有较多亚型，HBV基因的多个位点如S、P及C基因区易发生变异。若用乙型肝炎病毒基因多态性检测芯片每隔一段时间对患者进行一次检测，这对指导用药及防止乙型肝炎病毒耐药性很有意义。

基因芯片技术的出现不过短短几年时间，其发展势头非常迅猛，在生命科学的各个领域得到普遍的应用，但其存在的缺陷也显而易见。首先是资本的问题，由于芯片制作的工艺庞大，信号检测也需专门的仪器配置，普通实验室难以负担其高昂的费用；其次在芯片实验技术上尚有多个问题需要解决，如在探针合成等方面。虽然芯片技术还存在这样或那样的问题，但其在基因表达谱分析、基因诊断、药物筛选及序列分析等诸多领域已表现出广阔的应用前景，随着研究的不断深入和技术的日臻完善，基因芯片必定会在生命科学研究领域发挥越来越重要的作用。

五、蛋白质芯片技术

蛋白质芯片又称蛋白质微阵列，是指以蛋白质或多肽作为配基，将其有序地固定在固相载体的表面形成微阵列，用标记了荧光的蛋白质或其他分子与之作用，洗去未结合的成分，经荧光扫描等检测方式测定芯片上各点的荧光强度，以分析蛋白质之间或蛋白质与其他分子之间的相互作用关系。

蛋白质芯片技术的出现是继基因芯片之后发展起来的生物检验技术，它高度并行性、高通量、微型化和自动化的特点使其成为研究蛋白质组学的有力工具。它的出现对于生物学、临床检验医学、遗传学、药理学等很多学科的进步具有重大的意义。

（一）蛋白质芯片的原理及分类

1. 蛋白质芯片的原理

蛋白质芯片技术的基本原理是通过机械点样或共价结合等方法将各种蛋白质、酶、多肽、抗原或抗体有序地固定于滴定板、滤膜和载玻片等各种载体上成为检测用的芯片，然后用标记了特定荧光抗生素体的蛋白质或其他成分与芯片作用，经漂洗将未能与芯片上的蛋白质互补结合的成分洗去，再利用荧光扫描仪或激光共聚焦扫描技术，测定芯片上各点的荧光强度，通过荧光强度分析蛋白质与蛋白质之间相互作用的关系，由此达到测定各种蛋白质功能的目的。它为获得重要生命信息（如未知蛋白组分、序列、体内表达水平、生物学功能、与其他分子的相互调控关系、药物筛选、药物靶位的选择等）提供了有力的技术支持。

2. 蛋白质芯片的分类

根据制作方法和应用，可将蛋白质芯片分为两种：蛋白质功能芯片和蛋白质检测芯片。

（1）蛋白质功能芯片

将研究的天然蛋白点加在基片上，每一种蛋白质占据芯片上一个确定的点，称之为蛋白质功能芯片，其作用主要是高度平行检测天然蛋白质活性。

（2）蛋白质检测芯片

无需将天然蛋白本身点布在芯片上，而是将具有高度亲和特异性的探针分子固定在基片上，用于识别复杂生物溶液（如细胞提取液）中的靶多肽。这种芯片能够高度并行地检测生物样品中的蛋白质的数量和水平。

（二）蛋白质芯片的制备

蛋白质芯片的制备，常规的方法是先在固相载体上按预先设计的方式固定大量蛋白质（抗原或抗体），形成蛋白质阵列（即蛋白质芯片）。实验时，往芯片上加入带有特殊标记的蛋白质分子（抗体或抗原），两者结合后，通过对标志物的检测来实现对抗原或抗体的互检。

1. 固体芯片的构建

常用的材质有玻片、硅、云母及各种膜片等。片基呈薄片状，外形可做成矩形、圆形或椭圆形等各种不同的形状，经特定处理后承载吸附有关的生物分子。

2. 探针的制备

低密度蛋白质芯片的探针包括特定的抗原、抗体、酶、吸水或疏水物质、结合某些阳离子或阴离子的化学基团、受体和免疫复合物等具有生物活性的蛋白质。制备时常常采用直接点样法，以避免蛋白质的空间结构改变，保持它和样品的特异性结合能力。

（三）蛋白质芯片的应用

蛋白质芯片为生命科学的研究提供了一种高通量的蛋白质分析检测技术，能够进行受体－配体检测、多种感染因素蛋白质水平筛查和肿瘤标志物诊断、了解待检蛋白质同包括药物在内的小分子相互作用的关系、从蛋白水平上寻找靶目标和靶药物。因此，蛋白质芯片在整个蛋白质组学研究和分析以及在多个蛋白质表达异常的遗传病诊断、治疗和新的药物发现和开发等多项研究方面具有广阔的应用前景。

1. 基因表达的筛选

与原位滤膜相比，蛋白质芯片技术在同样面积上可容纳更多的克隆，灵敏度更高。

2. 特异性抗原抗体的检测

研究发现，蛋白质芯片上的抗原抗体反应体现出很好的特异性，在一块蛋白质芯片上 10800 个点中，根据抗原抗体的特异性结合检测到唯一的 1 个阳性位点。这种特异性的抗原抗体反应一旦确立，就可以利用这项技术来度量整个细胞或组织中的蛋白质的丰富程度和修饰程度。其次，利用蛋白质芯片技术，根据与某一蛋白质的多种组分亲和的特征，筛选某一抗原的未知抗体，将常规的免疫分析微缩到芯片上进行，使免疫检测更加方便快捷。

3. 临床疾病的诊断

蛋白质芯片能够同时检测生物样品中与某种疾病或者环境因素损伤可能相

关的全部蛋白质的含量情况，即表型指纹。表型指纹对监测疾病的进程和预后、判断治疗的效果也具有重要意义，例如应用表型指纹技术，在前列腺癌患者的尿液中发现有 9 个蛋白质含量与正常人及前列腺增生患者不同。应用蛋白质芯片在临床上还发现乳腺癌患者血清中的 28.3kD 的特异相关蛋白质，存在于结肠癌及其癌前病变患者血清中的 13.8kD 的特异相关蛋白质，这些对疾病的诊断都起到了积极的作用。

4. 生化反应的检测

对酶活性的测定一直是临床生化检验中不可缺少的部分。由于酶的化学本质为一类特殊的蛋白质，就可以利用蛋白质芯片来研究酶的底物、激活剂和抑制剂等。如研究人员用常规的光蚀刻技术制备芯片，酶及底物加到芯片上的小室，在电渗作用中使酶及底物经通道接触，发生酶促反应。通过电泳分离，可得到荧光标记的多肽底物及产物的变化，以此来定量酶促反应结果。

5. 药物筛选及新药开发

新药研制一般是根据疾病的发病机制确定药物作用的靶点，建立相应的新药筛选模型，筛选不同来源的化合物，发现先导化合物，然后将其开发成新药。筛选模型建立的关键是寻找、确定和获得药物作用靶。分子生物学研究发现了很多与疾病相关的药物作用靶，它们大多数属于蛋白质类靶，如酶、受体、离子通道等，利用这些蛋白质靶已经成功地开发了一大批药物，如 HMG－CoA 还原酶抑制剂洛伐他定类、H_2 受体拮抗剂西咪替丁等。

综上所述，蛋白质芯片技术的建立将为蛋白质功能及其相关的研究提供快速、高信息量和更为直接的研究方法，与其他的分子生物学分析方法相比，蛋白质芯片技术具有快速、平行的优越性。该方法的建立和应用将有助于人类揭示疾病发生的分子机制及寻找更为合理有效的治疗手段和途径。但迄今为止，这一崭新的技术还处在起步阶段，在芯片的制备、具体应用过程以及结果的检测方面还有很多的不足，有待进一步完善和发展。

第三节　现代分子生物学技术食品安全检测应用

传统的食品检测方法包括细菌学检验方法，如凝集反应，普遍比较繁琐又耗时而且准确性不高。分子生物学技术的发展弥补了传统方法的不足，并在食品检测领域得到了广泛的应用。首先，分子生物学技术在食品微生物检验中运用广泛。通过金黄色葡萄杆菌毒素基因设计引物的 PCR 技术，可在短的时间内检测出葡萄球菌毒株，并且具高的特异性和敏感性。PCR 方法检测各种不同血清型的沙门菌及肠道菌，特异性高，且灵敏、快速。PCR技术同时也已用于检测食品中的肠毒素大肠杆菌、顽固性梭状芽孢杆菌和单核细胞增多性李斯特氏菌等。基因芯片技术是一种在基因表达和基因功能研究基础上，综合分子生物学、半导体微电子、激光、化学染料等领域的最新技术，目前基因芯片正用于检测食品中的微生物如直接检测蔬菜沙拉中的微生物种群、食品的营养成分，监督食品卫生如高糖果汁中的微生物、安全和食品质量的检测。核酸探针技术主要用于检验食品中一些常见的病原菌，检测酒中的乳酸菌、奶酪表面的微生物以及发酵食品中的益生菌等。近来，分子生物学技术用于食品检测中在检测方法、目标基因等方面有一系列新的进展，能对食品进行更准确、更全面的检测并能对其中的微生物等定量。

分子生物学技术在食品安全领域主要用于转基因产品毒性、抗生素抗性和过敏原检测。全世界转基因食物的种植面积在不断的增长，并且越来越多的转基因产品流入市场。转基因玉米、水稻、大豆等。食品的安全性已成为了全球民众与各国政府的关注焦点。转基因产品的检测方法主要是定量PCR，DNA芯片，Southern杂交，Western印迹法、ELISA等。转基因产品的检测项目有：筛选检测、品系特异性检测、内标基因。大豆，玉米中的转基因成分都已应用分子生物学技术检测成功。

一、PCR技术

PCR技术即聚合酶链式反应，也称无细胞克隆系统，是一项DNA体外扩增技术，该技术自问世以来，就以惊人的速度广泛地应用于生命科学的众多领域。目前在食品工程领域中致病性微生物、转基因食品的检测等方面的应用也越来越受关注。

（一）PCR技术的基本原理与方法

PCR技术是一种利用DNA变性与复性原理，在体外利用DNA聚合酶活性，在引物的引导和脱氧核糖核苷酸（dNTP）等参与下将模板DNA在数小时内进行百万倍扩增。该技术利用两段寡核苷酸作为反应的引物，以及四种脱氧核苷三磷酸NTP、DNA聚合酶作为反应物，将提取到的DNA称为模板DNA片段精确扩增。该酶促反应最基本的3个环节是：模板DNA的变性，即在94℃下模板双链DNA变为单链DNA；引物与模板链的特异性复性；由TagDNA聚合酶催化引物引导DNA链由5′向3′延伸，从而完成一个变性—复性—延伸的PCR循环。至此完成了PCR的第一轮反应，而后反复进行变性、复性和延伸的循环，从而使扩增DNA产量呈指数上升。

（二）PCR 技术在食品微生物检测方面的应用

1. 单核细胞增多性李斯特氏菌

单核细胞增多性李斯特氏菌（Liseam onocy－toyenes，LM）是一种重要的人畜共患病致病病菌，能引起人和动物脑膜炎、败血症及孕妇流产等，且死亡率极高，可达 30%～70%。LM 广泛存在于动物、水产品等中，主要通过食物进行传播。过去对食品中 LM 进行检测时，克隆培养的标准方法需要 3～4 周的时间才能得出结果；血清学检测方法如 ELISA 等，也存在着特异性、敏感性差等问题。PCR 技术的出现给李氏菌的检测带来了曙光。

2. 金黄色葡萄球菌

金黄色葡萄球菌肠毒素（SE）可引起人类中毒，其内毒素—中毒休克综合症毒素（TssT1）可引起中毒休克综合症，产生的脱皮毒素 ETA、ETB，与一系列脓疱性葡萄球菌感染有关。PCR 技术可在较短的时间内检测出葡萄球菌毒株，并且具有极高的特异性、敏感性。

3. 肠毒素大肠杆菌

肠毒素大肠杆菌（简称耐热菌）是一种嗜热、嗜酸、好氧的细菌，能从浓缩苹果汁中分离得到，该菌能经受巴氏杀菌而存活，严重影响浓缩果汁的品质，国际上已有多起耐热菌导致大规模果汁败坏事件的报道。目前国际上要求每 10kg 苹果浓缩汁中耐热菌含量小于 1，耐热菌超标已成为制约我国浓缩苹果汁出口的主要障碍之一。目前对耐热菌的检测方法仍为常规的培养检测法，耗时很长，一般需要 4d～5d 才能出检测报告。检测结果的滞后性使之无法及时指导生产，无法及时向生产线反馈信息以采取相应的防范、控制与清洗措施。

PCR 技术能使微量的核酸在数小时之内扩增至原来的数百万倍以上，只要选择适合的引物，就可特异性地大量扩增某一特定的 DNA 片断至易检测水平。因此理论上可以通过特异性地扩增耐热菌的基因片断而对其实现快速检测。

（三）PCR 技术存在的主要问题及展望

PCR 技术虽为一种快速、特异、灵敏、简便、高效的检测新技术，但其在食品中致毒、致病性微生物检测的实际应用中也存在不少问题，必须认真分析各种具体情况，采取必要的措施，以提高反应的特异性和敏感性，避免假阳性或假阴性结果。

1. 污染问题

PCR 是一种极为灵敏的反应，一旦有极少量外源性 DNA 污染，就可能出现假阳性结果，所以在操作时必须加以注意。

2. 假阴性问题

食品是复杂的反应基质,影响 PCR 反应的因素很多,如果不能有效排除各影响因素的干扰,很可能出现假阴性结果。此外,如果在 PCR 操作过程中各种实验条件控制不当,很容易导致产物突变,也会导致假阴性结果。对于这些问题必须有充分的考虑和排除措施。

3. 引物设计及靶序列选择

引物的设计及靶序列的选择是决定 PCR 结果的关键因素,引物不同则扩增物不同,如果引物的设计不当,则直接影响对关键靶序列的选择,降低 PCR 检测的灵敏度和特异性,甚至完全失败。因而,必须对扩增序列有充分的了解,并规范 PCR 实验室操作技术。

尽管 PCR 技术在食品的微生物安全性检测方面还存在着一些问题,但相信随着研究的深入,这项技术必将得以完善,并迅速成为可以信赖的快速检测手段。

二、基因芯片技术

基因芯片技术是鉴别微生物和转基因成分最有效的手段之一,为全面、快速、准确地进行食品安全检测提供了一个崭新的平台。基因芯片(DNA 芯片、DNA 微阵列)技术是近十几年来在生命科学领域迅速发展起来的一项高新技术,是一项基于基因表达和基因功能研究的革命性技术,他综合了分子生物学、半导体微电子、激光、化学染料等领域的最新科学技术,在生命科学和信息科学之间架起了一道桥梁,是当今世界上高度交叉、高度综合的前沿学科和研究热点。目前基因芯片正在成为食品和食品原料检测中一种较新的方法,检测食品的营养成分,监督食品的卫生、安全和食品质量,保证人类健康,并且将对整个食品领域产生深刻的影响。

(一)基因芯片技术的基本原理与先进性

将各种基因寡核苷酸点样于芯片表面,微生物样品 DNA 经 PCR 扩增后,制备荧光标记探针,然后再与芯片上的寡核苷酸点杂交,最后通过扫描仪定量和分析荧光分布模式来确定检测样品是否存在某些特定微生物。

该技术可检测各种介质中的微生物,研究复杂微生物群体的基因表达。与传统的检测方法(细菌培养、生化鉴定、血清分型等)相比,基因芯片技术的先进性主要体现在:基因芯片可以实现微生物的高通量和并行检测,一次实验即可得出全部结果;操作简便快速,整个检测只需 4h 基本可以出结果而传统方法一般需 4d~7d);特异性强,敏感性高。

(二) 基因芯片技术在食品微生物检测方面的应用

食品卫生检测中一个重要的方面是及时准确的检测出食品中的病原性微生物，这些致病微生物的存在会严重威胁人类的健康。不洁或者带有致病菌的食品不仅造成巨大的经济损失，还会严重危害消费者的健康，从食品的生产、加工、运输、销售、消费的各个环节都极易被各种病菌污染。FDN统计表明，在抽检的一部分食品中，过去5年由于受致病菌污染而从市场上撤回的食品数量增加了5～6倍。中国在加入WTO后面临同样的问题，过去十几年中不仅发现了许多新的病菌，而且一些已知病菌也出现了抗性增强的趋势；以前被认为无害的微生物在获得致病基因和抗性后也会导致许多致命的疾病。由于缺乏合适的检测方法，这些致病菌即使偶尔出现在食品中，也不能及时被检测出来，对人类健康造成一定的威胁。食品微生物的检验是确保食品质量和安全的重要手段，因此加强对有害病菌的筛选与检测，可有效防止食品被各种微生物特别是致病菌的污染和各种传染病的蔓延。

传统的生化培养检测方法需要经过几天的微生物培养和复杂的计数，操作繁杂，不能及时反映生产过程或销售过程中的污染情况，且灵敏度不高，使得食品的安全检测潜在一定的危险，给消费者带来很大的威胁；PCR法快速，比前者灵敏，但成本高，假阳性多，也不是很好的检测食品微生物污染的方法。基因芯片可广泛的应用于各种导致食品腐败的致病菌的检测，该技术具有快速、准确、灵敏等优点，可以及时反映食品中微生物的污染情况。国内外都已开始食品微生物检测芯片的研究，并取得了一些肯定的结论。

基因芯片专一性好，能够对食品中污染的微生物实现快速的在线检测，及时反映食品中存在的问题，为危害分析的关键控制点提供可行的权威性报告。

DNA芯片还能对农作物致病菌包括病毒、细菌、真菌和线虫迅速作出检测，常常能达到株或属的水平，保证食品原料的安全性；能对畜类、水产类进行微生物检测；鉴别乳制品的好坏；检测肉制品的优劣，真实判断肉混合制品中某种成分的数量。

(三) 基因芯片技术解决方法与发展方向

为使基因芯片成为实验室研究或实践中可以普遍采用的技术，须从以下几方面着手解决问题：提高基因芯片的特异性、重复性；简化样品制备和标记操作；增加信号检测的灵敏度；研制和开发高度集成化的样品制备、基因扩增、核酸标记及检测仪器。另外，食品及食品原料中不断出现的新转入基因及食品病原微生物的复杂化，也是食品检测中应用基因芯片技术需要解决的问题。

基因芯片技术尽管存在一定的不足和局限，但该技术具有检测系统微型化、检测样品微量化的特点，同时兼具检测效率高、能同时分析多种基因或诊断 DNA 序列的优势,很适于食品中病原微生物和转基因成分的检测及鉴定。随着研究的不断深入和技术的完善,基因芯片技术一定会在食品科学研究领域发挥越来越重要的作用。

第六章 生物检测技术在食品检验中的应用

第一节 生物检测技术对食品有害微生物和农药残留的检测

一、生物检测技术对食品有害微生物的检测

微生物是生物界中的一大分类，是一些肉眼看不见的微小生物的总称，广泛分布在全世界。对于与食品相关的微生物，一部分对于食品加工过程和工艺是有一定助益的，成为有益微生物，例如用于制作酸奶的乳酸链球菌、乳酸杆菌等。此外，大部分微生物接触食品后，会引起食品腐败变质等安全问题，称为有害微生物，比如沙门氏菌、大肠杆菌等。

（一）食品中微生物污染的特征

1. 食品与有害微生物

在食品加工之前、之中和之后，外部和内部微生物都可能被污染。食品微生物污染是指食品在加工、运输、贮存和销售过程中受到微生物及其毒素的污染。污染食物的微生物包括细菌、酵母菌和霉菌，以及它们产生的毒素。我们在实际食品生产过程中需要做的是预防或减少有害微生物的危害。

2. 有害微生物的特征

我国食源性病原菌的种类繁多，以肠道致病菌为主要病原，包括沙门氏菌、副溶血弧菌、肉毒梭菌、金黄色葡萄球菌、致病性大肠杆菌、李斯特菌等，引起中毒的食物则以动物性食品为主，其中沙门氏菌食物中毒数量与中毒人数均居微生物性食物中毒首位。

3. 食品中微生物污染的主要来源

土壤中的微生物主要通过患者和患病动物的肠道和尸体或废水污染土壤。土壤本身也有可以长寿的微生物。空气中的微生物主要来自地球，有些直接来自人和动物的呼吸道。水中的微生物主要流向带有雨水的地表水体或带有人

类、动物和污水的水体。来自人类、动物和植物的微生物。健康人和动物的消化道和上呼吸道存在一定的微生物。因此，工农业生产加工食物过程中经常会夹带一些有害微生物，有些微生物不仅对人体健康产生非常不利的影响，而且对食品的保质期和保质期也有严重影响。如果食品监管部门不能及时发现，当这些微生物被清除和去除时，人们在食用这些食品时更容易感染这些微生物，从而得一些疾病。食品中的有害微生物会对人体健康造成极大危害，往往对食品质量和保鲜造成严重损害。因此，需要快速有效的检测方法来控制有害微生物的传播。各种生物检测技术在检测食品中微生物的速度和效率方面具有巨大的潜力。

4. 微生物污染食品的主要途径

病原微生物污染可分为两方面。一方面是人畜共患病原微生物，另一方面也包括动物携带的可引起人们患病的微生物。人畜共患病是指那些在人类和脊椎动物之间自然传播的疾病和感染，这类病原对动物和人有着同样的危害。

有些畜禽疾病虽不感染人，但由于患病使机体抵抗力降低，而肌肉等物质营养素含量充分，是很好的微生物培养环境。因此，正常存在于肠道的某些微生物，如大肠埃希氏菌和沙门氏菌等就乘虚而入，引起继发性感染。此外，一些污染的微生物还会产生毒素。人们食入了这种畜禽肉后，有可能发生食物中毒。

通过水污染，水中存在许多微生物意味着水被污染了。如果这些水用于加工食物，它会污染食物。造成水质不合格的原因包括水源本身不合格、各种管道之间连接的污染、管道本身被污染等。

通过空气污染，当灰尘上升或上升时，空气中的微生物会粘在食物上。此外，人体中含有微生物黏膜、鼻黏膜和唾液飞沫，在说话、咳嗽、打喷嚏时直接或间接污染食物。

通过人和动物的污染，当人类接触到食物时，人体充当了微生物污染食物的手段，尤其是被手污染的食物。直接接触食物、工作服和帽子的工人往往没有清洗和消毒，如果不清洗，就会粘上很多微生物，这会导致食物污染。车间里的苍蝇和其他飞虫或老鼠也会受到影响。与食物、空气或食物直接接触的污染表面。

通过器皿（设备、器皿、容器）和各种（原材料、废料、包装材料等）的污染，所有用于食品的器具都可以成为微生物污染食品的手段，而不是容器。表面更脏。尤其是当用于运送食物的工具或用具未充分清洁消毒，使用后继续使用时，会导致微生物的生存，从而污染以后运送的食物。

可见，许多食品在处理过程中或包装后立即分解变质，成为不符合食品卫生质量标准的食品。在食品加工、清洗、消毒、消毒等过程中，除蒸煮、煎炸等工序外，食品中微生物的种类和数量可以显著减少甚至完全消除。但食品原料的理化状态、食品加工方式、原料微生物污染程度等都会影响加工食品的微生物存活率。

5. 微生物引起食品腐败变质的条件

食品本身具有丰富的营养成分，各种蛋白质、脂肪、碳水化合物、维生素和无机盐等都有存在，只是比例上不同，如有一定的水分和温度，就十分适宜微生物的生长繁殖。

食品所处的环境温度为低温时，会明显抑制微生物的生长和代谢速率，因而会减缓由微生物引起的腐败变质。食品处于高温环境时，如果温度超出微生物可忍耐的极限则微生物很快死亡；若温度在微生物适宜生长范围内，则微生物的生长会随着温度的提高而加快，食品的腐败变质会随之加快。食品所处环境的气体组成，尤其是氧气的比例，也影响需氧微生物的生长，与食品腐败变质有关。食品本身及贮藏环境的 pH 也通过影响微生物新陈代谢酶类的活性而影响食品腐败变质情形。此外，食品的水分、维生素等也影响其腐败变质。

6. 食品中有害微生物对人体造成危害的方式

食源性感染发生在微生物本身与食物一起摄入后。微生物在宿主体内繁殖。由于感染是由宿主体内微生物的生长引起的，因此症状可能需要很长时间才能吞咽。

当一些细菌在食物中生长并且在摄入之前出现有毒物质时，就会发生食物中毒。由于食物中产生的毒素被肠道吸收，该病并非宿主微生物生长所致，因此中毒症状比食源性感染更常见。

中毒是前两种类型的组合。其特点是细菌是非侵入性的，是细菌在肠道内生长而引起的有毒物质。一般来说，这些疾病的发病时间比食物中毒长，比食源性感染短，但也不是绝对的。

7. 有害微生物的危险性评估

食品中微生物的危害与人类健康息息相关，风险评估是评估人类接触受污染食品对人类健康造成影响的可能性的系统程序。国际食品法典委员会（CAC）对风险评估的定义是人类食源性危害的潜在和潜在风险的科学性。其框架包括四个主要阶段：危害的确定、危害特征的描述、暴露评估和危险性特征的描述，这些步骤构成了评估食用可能污染致病菌或微生物毒素的食品而对人产生不良健康后果及其发生概率的系统过程。微生物危险性评估在危险性评估中是一个较新的领域，至今还没有一个国内外公认的标准。

自 20 世纪 80 年代以来，已经建立了许多微生物食品安全的预测数学模型。许多国家特别重视预测微生物学研究,但对病原菌的致病反应模式并不完全了解。评估所谓药物与反应的关系,是指暴露于各种有害因素的量与健康相关反应(包括反应的严重程度)之间的关系,但数学模型的方法并不完全成立。已发表的文献中能够完全满足 CAC 对风险评估要求的研究并不多。

8. 减少食品被生物污染的措施

加强环境卫生管理,如垃圾、下脚料、废弃物进行无害化处理,远离生产场所存放并保持清洁;粪便进行无害化处理,保持周围环境卫生;污水进行无害化处理并合理排放;做好厂区及周围灭鼠、灭蝇虫工作;做好车间、仓库的防鼠、防蝇虫工作等;建立良好的卫生规范,确保生产环境(空气、设备设施等)卫生,人员操作符合卫生要求;定期检查水质,不合格的水源应定期进行净化消毒处理,做好水源的防护,确保水质安全卫生。采用合格的原辅材料、包装物料,并确保在运输、存放、使用时不存在交叉污染;对某些食品原料所带有的泥土和污物进行清洗以减少或去除大部分所带的微生物;干燥、降温,使环境不适于微生物的生长繁殖;无菌密封包装是食品加工后防止微生物再次污染的有效方法;加入化学防腐剂保藏、利用发酵或腌制储藏食品。

食品因微生物腐败变质不仅造成损失浪费,同时严重影响人们的身体健康。发达国家(包括美国)发生食源性疾病的概率也相当高,平均每年有 1/3 的人群感染食源性疾病。因此我们不仅要预防和控制微生物的污染,更要求质检部门对食品中的微生物进行严格检验,让消费者吃上放心的食品。

(二)生物检测技术检测食品微生物

1. 食品中有害微生物 PCR 快速检测技术

PCR 技术基本原理多聚酶链式反应简称 PCR 反应,是近十几年来发展和普及最迅速的分子生物学新技术之一。基于核酸水平的检测方法主要为 PCR 检测方法,由于检测对象为 DNA,因而不受其生长期及产品形式的影响(除非产品经过精细加工,使得 DNA 断裂、变性严重,从而不易正确检出,如精炼油)。PCR 检测方法又分为定性检测及定量检测。普通 PCR、巢式 PCR、多重 PCR 用于目的成分的定性检测,而近年来出现的实时荧光定量 PCR 技术实现了 PCR 从定性到定量的飞跃,它以其特异性强、灵敏度高、重复性好、定量准确、速度快、全封闭反应等优点成了分子生物学研究中的重要工具。对于食源性致病菌的检测,PCR 技术也展现出了一定的优势。

2. 食品中有害微生物 ELISA 快速检测技术

ELISA 检测技术是最常用的一项免疫学测定技术,其原理已在本书第三章中阐释,该种方法具有很多优点:特异性强,灵敏度高,样品易于保存,结果易于观察,可以定量测定,仪器和试剂简单。ELISA 可用于测定抗原,也可用于测定抗体。根据试剂的来源和标本的情况及检测的具体条件，可设计出各种不同类型的检测方法，包括双抗体夹心法测抗原、双抗原夹心法测抗体、间接法测抗体、竞争法测抗体、竞争法测抗原等。

3. 食品中的有害微生物 DNA 芯片快速检测技术

DNA 芯片技术的基本原理基因芯片（又称 DNA 芯片、生物芯片）技术系指将大量（通常每平方厘米点阵密度高于 400）探针分子固定于支持物上后与标记的样品分子进行杂交，通过检测每个探针分子的杂交信号强度进而获取样品分子的数量和序列信息。其突出的特点是集成化、微型化、自动化。芯片操作的简单步骤为：支持物的处理→探针的制备→点样→样品的制备→样品的标记→样品的杂交→杂交结果的检测。

4. 食品中的有害微生物生物传感器检测技术

生物传感器是一种对生物物质敏感并将其浓度转换为电信号进行检测的仪器，是结合了生物感受器和物理或化学换能器的一项新技术，可以快速检测少量的活性生物分子，它能满足食品中病原微生物灵敏、实时检测的要求。各种生物分子特异性反应、不同的换能检测仪器均被用于检测食源性微生物污染，它们各自组合形成了具有各自性能及应用特性的不同种类生物传感器。

光学信号检测形成了另外一大类型的生物传感器，用于检测食源性病原体的最常用光学生物传感器是表面等离子体共振（Surface Plasmon Resonance, SPR）生物传感器。SPR 生物传感器采用反射光谱法对进行病原体检测，生物受体固定在薄金属的表面上，特定波长的电磁辐射与薄金属的电子云相互作用并产生强共振。当病原体结合到金属表面时，这种相互作用会改变其折射率，从而导致电子共振所需的波长发生变化。

基于质量的生物传感器在食源性病原体检测领域的应用通常少于电化学和光学生物传感器。近年来，适配体在食源性致病菌中的应用越来越多，研究也越来越深入。多种致病菌的适配体已经经过筛选获得。适配体作为一种新型仿生识别分子，相较于抗体具有更明显的优势，如：容易合成。适配体在体外可以通过化学方法大量合成，但抗体需要通过动物或细胞培养来合成，通常耗时、耗力；修饰方便。适配体可以依照不同的功能对其加以化学修饰，如巯基化修饰、荧光标记、生物素标记及酶标记等。适配体经过适当修饰后可提高其化学稳定性，而且不影响与靶标之间的亲和力；稳定性好。适配体由具有抗变性的核苷酸组成，可承受较大范围的 pH 和温度，因此可保存较长时间，而抗体多为易变性的蛋白质；应用灵活。适配体的尺寸比传统抗体小，分子量适中，可以与多种靶标进行结合，如金属离子、真菌毒素、抗生素、蛋白质、病毒、癌细胞等。鉴于适配体的各种优点，国内外学者已将开发了各种基于适配体的生物传感器对食源性致病菌进行检测,包括电化学适配体感器以及各种光学适配体传感器。

二、生物检测技术对农药残留的检测

(一) 食品中农药污染的特征

农药广义上是指农业上使用的化学品。狭义上是指用于防治农、林有害生物的化学、生物制剂及为改善其理化性状而用的辅助剂。农药在防治农作物病虫害、控制人畜传染病、提高农畜产品的产量和质量等方面,都起着重要的作用。但是,大量使用农药会造成对农副产品、食物的污染。常用的农药种类有有机磷化合物类、拟菊虫菊酯类、氨基甲酸酯类等。

1. 农药残留污染来源

食品农药残留指给农作物直接施用农药制剂后,渗透性的农药主要黏附在蔬菜、水果等作物表面,大部分可以洗去,因此作物外表的农药浓度高于内部。食品中残留农药的来源分为直接污染和间接污染两种。

直接污染是指直接施用农药造成食品及食品原料的污染。内吸性农药可进入作物体内,使作物内部农药残留量高于作物体外。与施药次数、施药浓度、施药时间和施药方法以及植物的种类等有关。一般施药次数越多、间隔时间越短、施药浓度越大,作物中的药物残留量越大。最容易从土壤中吸收农药的是胡萝卜、草莓、菠菜、萝卜、马铃薯、甘薯等,番茄、茄子、辣椒、卷心菜、白菜等吸收能力较小。熏蒸剂的使用也可导致粮食、水果、蔬菜中农药残留。给动物使用杀虫农药时,可在动物体内产生药物残留。粮食、水果、蔬菜等食品贮存期间为防止病虫害、抑制成长而施用农药,也可造成食品农药残留。例如粮食用杀虫剂,香蕉和柑橘用杀菌剂,洋葱、土豆、大蒜用抑芽剂等。

间接污染是指农药使用后在土壤、大气、水源等环境中长时间稳定留存,而引起作物吸收、富集,而造成食品间接污染。例如,种茶区在禁用滴滴涕、六六六多年后,在采收后的茶叶中仍可检出较高含量的滴滴涕及其分解产物和总六六六。

2. 农药残留的危害

农药在生物体内可经过生物富集作用而引起危害发生。食物链中较高层次的生物农药残留量增加,一般在肉、乳品中含有的残留农药主要是禽畜摄入被农药污染的饲料,造成体内蓄积,尤其在动物的脂肪、肝、肾等组织中残留量较高。动物体内的农药有些可随乳汁进入人体,有些则可转移至蛋中,产生富集作用。鱼、虾、藻类等水生动植物摄入被污染的水中的农药后,通过生物富集和食物链可使体内农药的残留浓集至数百至数万倍。农药残留对人体的危害可分为急性中毒、慢性中毒等情形，可诱发心脑血管病、神经疾病等长期慢性病症，引起肝脏病变，导致癌症、畸形和基因突变等。农药残留中的化学物质是有剧毒的，进入人体内会促使人体的肝脏机能下降、各个组织内细胞发生恶变，甚至会通过胚胎将毒素传给下一代造成基因突变，导致胚胎畸形，甚至是导致癌症的发生，这种现象对人类是一种巨大的危害。

3. 检测农药残留的意义

随着农业产业化的发展，农产品的生产越来越依赖于农药、抗生素和激素等外源物质。我国农药在粮食、蔬菜、水果、茶叶上的用量居高不下，而这些物质的不合理使用必将导致农产品中的农药残留超标，影响消费者食用安全，严重时会造成消费者致病、发育不正常，甚至直接导致中毒死亡。因此，通过监测管理技术和体系，对食品中的农药残留进行管理是非常必要的，而一般化学检测分析技术操作复杂、对仪器依赖大，不能满足需求。当前，生物检测技术在食品残余农药方面的检测应用已经非常成熟而普遍，而且生物检测技术可以进行现场检测，简便易操作，不需要特定的仪器设备，也没专业生物技术人员的要求限制。能很好地对蔬菜瓜果中的激素、农药以及抗生素等有害物质进行有效检测。

另外，农药的大量残留引发的食品安全问题已引起全世界的高度关注，在国际贸易中，相关的食品安全国际标准要求在不断提高，检测项目越来越多，检测手段越来越先进，检测技术指标越来越严格。因而农药残留检测技术的发展，也是我国保障农产品贸易顺利进行的屏障之一。将农药残留生物检测技术广泛应用于各级政府蔬菜检测中心、农贸市场、超市、环保机构、蔬菜种植基地、饭店、车载及实验室等食品安全检测与监控场所等场所，能准确、快速检测出蔬菜、水果、粮食、茶叶以及土壤中农药残留的快速检测。

(二) 常用的生物检测技术在农药残留检测中的应用

1. 常用的生物检测技术在农药残留检测中的应用概述

食品中残留的农药不仅会停留在食品表面，还会渗入食品内部，影响食品的口感和质量。通常农药残留检测多采用气相色谱法和高效液相色谱法，由于仪器设备昂贵、样品前处理复杂、分析时间长，不适合现场快速检测及广泛应用。与常规的理化分析技术相比，农药残留免疫检测技术最突出的优点是操作简单，速度快，开辟了管理的新途径。目前药物残留免疫分析技术主要分为两大类：一是相对独立的分析方法，即免疫测定法，如固相免疫传感器等；二是将免疫分析技术与常规理化分析技术联用，如利用免疫分析的高选择性作为理化测定技术中的净化手段，典型的方式为免疫亲和色谱。ELISA 已成为许多国际权威分析机构（如 AOAC）分析残留农药的首选方法。有些发达国家，如美国、德国已开发出商品检测试剂盒应用于食品、蔬菜和环境中的主要是除草剂、杀菌剂和杀虫剂农药残留的检测分析。

我国的研究也取得了成就，食品安全监测车成功实现了食品安全现场执法从经验型向技术型的转变。无论是在农贸市场、超市，还是田间和养殖场等监测车都能随时到达，2h 可以检测多个农药残留测试样品，为我国食品的源头生产、流通、消费等环节的监控提供了快捷、方便和可靠的技术手段。我国近年来还成功研制开发出具有自主知识产权的固体酶抑制技术、酶联免疫法、胶体金免疫法等农、兽药残留快速检测试纸条、速测卡、试剂盒，研究建立了粮谷、茶叶、果蔬、果汁等农产品中农药多残留检测和确证方法，如多种有机氯、有机磷、氨基甲酸酯、有机杂环类农药残留量检测方法；敌草快、甲草胺、敌菌灵、灭蝇胺农药等单残留检测方法，并起草和编制了国家标准文本草案和标准操作程序（SOP）。

上述检测方法的准确度、精密度、专属性等符合国际通用的残留分析的要求，检测方法的测定低限完全满足国内外最高残留限量（MRL）的要求。与现行方法相比，整个检验周期缩短 50% 以上，检测成本降低 60% 以上，总体达到国际同类方法的先进水平。

国际上已有相当成熟的多组分农药残留的检测技术，运用酶抑制剂、酶联免疫、放射免疫等技术开展了对农产品中有毒物质残留的生物技术监测研究，检测水产品、肉类产品、果蔬产品中农药残留量。

2. 活体生物测定法

发光细菌是一种体内荧光素在有氧时经荧光酶作用下会产生荧光，但当受到某些有毒化合物的作用时发光会减弱的特色微生物。袁东星[1]等利用发光菌荧光减弱程度与有毒物的浓度呈一定的线性关系，进行农药残留检测，最小检出浓度为 3mg·L^{-1}，已能用于检测甲胺磷、敌敌畏等常用有机磷农药。该方法的特点是快速、简便、灵敏、价廉，适合于现场，缺点是农药浓度与发光强度的线性亲系不够准确，只能用于半定量测定。

家蝇也被用来检测蔬菜中的残留农药，20 世纪 60 年代后期台湾农业试验所将高敏感性的家蝇释放于菜汁中，4～5h 后家蝇死亡率在 10% 以下即为合格。该方法优点是过程简单无须复杂仪器检测，缺点是检测时间较长，仅适用于田间未采收的蔬菜，另外该方法只对部分杀虫剂有反应，无法分辨残留农药的种类，准确性较低。

---

[1] 杨大进. 农药残留生物快速检验方法 [J]. 中国食品卫生杂志，1998，10（2）：38—40.

此外，还可利用大型水蚤监测蔬菜中农药的残留。该方法的原理是将蔬菜汁按 ISO 标准稀释，每个剂量 10 个水蚤，测定 24h、28h、96h 的实验结果，以实验水蚤的心脏停止跳动作为最终死亡指标，测定半数致死浓度。

3. 生物酶检测技术

酶是生物体生命活动所必需的一类组成分子，一般为蛋白质。有机磷和氨基甲酸酯两类农药的毒理机制，即以对昆虫乙酰胆碱酯酶、植物酯酶、有机磷水解酶等具有特异性抑制作用而发挥功效。因而以此为依据开发了此类农药残留的生物酶法检测技术。具体如下，利用食品中残留农药能够抑制离体乙酰胆碱酯酶活性，使底物不能被分解引起反应体系颜色变化，进而用比色法测定计算农药残留量，主要方法有酶液比色法和纸片速测卡。

为了提高酶检测技术的适用推广分析能力，酶联免疫吸附测定技术（Enzyme Linked Immunosorbet Assay，简称 ELISA）也被开发出来用于检测农药残留，其核心是利用抗原抗体的特异性反应，因而检测灵敏度和特异性高，且能适用不同的目标。因合成稳定，具有良好免疫原性－载体蛋白结合物是整个农药残留免疫学检测技术研究的关键。ELISA 具有低成本、特异性强、灵敏度高、简便快速、高通量、对使用人员的专业技术要求不高，容易普及、推广等特点，是检测农兽药残留是推广较好的生物检测技术之一。

第二节 生物检测技术对食品成分和品质的检测

食物是人体生长发育、更新细胞、修补组织和调节机能必不可少的营养物质，也是产生热量保持体温，进行体力活动的能量来源，食品营养成分的合理摄入与人体健康密切相关。能够供应人体正常生理功能所需的成分和能量的物质称为营养素，食物中所含有的营养素分为水分、碳水化合物、蛋白质、脂肪、无机盐、维生素、膳食纤维七大类。不同种类食物所含的营养素种类和比例均有差异，而各种食品加工工艺操作也会对不同的食物和营养素产生不同的影响。因此，食品营养成分分析对掌握食品中营养素的质和量，指导人们合理膳食，指导食品的生产、加工、运输、储藏、销售，及时了解食品品质的变化以及为食品新资源和新产品的研发提供了可靠的依据。

一、食品营养素的分布特征

（一）食品中的水分

水分是各种食品中均含有的营养成分，对于人体具有重要的意义。相对而言，水果、蔬菜等植物类食物及其加工制品的含水量较大，也是这类食品品质的重要影响因素，新鲜果蔬的水分含量较大，品质好。水分也是果蔬贮藏保鲜中需要着重关注，以保障减小损耗的。一般对于水分的分析多采用物理方法，如称重。

（二）食品中的碳水化合物

食品中的碳水化合物分布广泛、种类繁多，功能各异。碳水化合物中包括人体可以利用的及不可利用的两部分。不可利用部分即膳食纤维部分、可利用部分包括单糖、低聚糖和淀粉等。随着生活水平的提高，精制粮油摄入量增加后，膳食纤维的功能和作用越来越被重视，其也被称为"第七大营养素"，传统方法测糖用比色法或滴定法，测定还原糖、非还原糖及转化糖、淀粉需水解后测定葡萄糖量，再折算成淀粉量。现在用气相色谱法，将糖做成衍生物，分别测定各种单糖、双糖及三糖和四粉等。高效液相色谱可直接测定样品提取液中的各种糖，但淀粉仍需间接测定水解后的单糖。在食品安全管理中，需要依据食品特性和管理场合、管理目标进行分析对象、分析方法的合理性选择和应用。

（三）脂肪

脂肪作为营养素，主要作用是保护和贮存能量。脂肪代谢时首先转变为脂肪酸，随后可继续完全氧化分解为二氧化碳和水，并且释放出大量能量。

含有脂肪较多的食品种类为动物性食品，含有一些包含油脂原辅料的加工食品。其与食品安全有关的方面是食品加工贮藏时，油脂会发生腐败变质，产生一些具有特殊气味的代谢标志物。这些物质是食品安全检测分析的主要对象，其化学分析方法也相对较为耗时，故而也需要分析方法的创新。

（四）维生素和无机盐

维生素和无机盐是食品中含有的分子量相对较小的分析目标种类，种类相当繁多，在生物体内多作为功能性酶的辅酶或辅因子，维持酶的功能，保障新陈代谢，发挥重要作用。不同种类维生素、矿物质的性质不同，适用的分析方法也不同。例如维生素分为水溶性和脂溶性两大类，水溶性维生素的化学分析方法相对简易，而脂溶性维生素的化学分析方法则较为繁复。无机盐的分析一般则需要将其通过化学原理转变成相应元素的可分析化合物后再进行检测分析，方法针对性强，操作烦琐，尤其是具有一定危害的重金属离子的分析检测。因而，关于维生素、矿质元素的生物检测技术创新更加受到了研究者的关注，也取得了诸多的成就。

二、生物检测技术在食品成分分析中的应用

（一）碳水化合物生物检测技术

食品中的碳水化合物种类繁多，包括各种糖类、淀粉、膳食纤维（果胶）等。对于各种单糖、双糖等糖类的检测主要依赖于化学原理分析检测，比如菲林试剂法、蒽酮比色法等。但在满足快速检测需求、适应饮食和健康管理需求等方面，葡萄糖生物传感器是最先开发的传感器种类，并且有些种类试纸化开发后已经实现了繁荣的市场化，也成为生物检测技术应用的最典型实例之一。

对于食品营养素特性相关的安全管理检测方面，淀粉以及越来越被人们关注的膳食纤维的检测需求正逐渐扩充，亟须快速、安全、高效的新技术。淀粉无损快速分析检测方法主要依赖于近红外光谱、高光谱成像等物理原理的检测技术实现。

（二）食品营养蛋白质及其代谢物生物检测技术

食品营养成分中，一般需要检测的蛋白质类物质为一些具有过敏等安全隐患的特殊蛋白质以及关系蛋白质质量评价的氨基酸组成、蛋白质在体内外代谢过程中产生的代表性代谢物等。

氨基酸的组成对于评价食品和蛋白质的营养价值意义重大，氨基酸组成分析的推荐国家标准采用氨基酸分析仪法（第三酮柱后衍生离子交换色谱仪）进行测定。此外常用的检测方法还有电泳和液相色谱等方法，这些方法在检测速度、便携易操作方面仍然具有改善的必要。

与食品安全相关的蛋白质代谢产物主要包括各种胺类以及挥发性盐基氮等，对这些特异性的目标进行检测，适用于生物检测技术。挥发性盐基氮（Total Volatile Basic Nitrogen，TVB-N）通常作为蛋白性食品新鲜度的化学指标，与水产品腐败程度之间有明显的对应关系。

TVB-N 的检测方法通常为半微量凯氏定氮法，难以实现实时、快速检测鱼类新鲜度。在肉类食品的贮存和运输过程中，有时甚至会产生有害的组胺类物质，也影响食品安全。为了实现对鱼类新鲜度的客观、准确、快速、简便的检测，一些新技术被运用于鱼类新鲜度、组胺检测中，并取得了一定的成果。组胺是一种生物胺，广泛存在于水产品、肉制品、奶酪等食品和啤酒、黄酒、葡萄酒等食品中，当人体摄入组胺超过 100mg 时，即出现不良反应和中毒症状。现阶段对生物胺的检测方法主要有高效液相色谱法、薄层色谱、毛细管电泳、电化学分析技术、酶联免疫等检测方法。

（三）食品中脂类及其代谢物生物检测技术

脂肪类物质在食品中的检测，主要涉及一些具有生物活性功能的不饱和氨

基酸以及一些激素类物质，如邻苯二甲酸酯，油脂过氧化物、这些物质检测的化学方法主要是各种色谱、光谱分析方法等，而生物检测技术则主要有电化学生物传感器、光谱检测法等。

食品中油脂过氧化物含量高会影响食品的风味，油脂过氧化值是检测油脂品质的重要指标之一，是判断油脂新鲜程度和质量等级的重要标准，它反映了油脂氧化酸败的程度。油脂是一种在食品工业中应用广泛的主要原料，其品质和抗氧化稳定性直接影响着食品的质量。

（四）食品维生素生物检测技术

维生素是机体维持其正常生活所必需的一类营养素，其种类很多，化学结构各异，通常根据其溶解性分为脂溶性和水溶性两大类，脂溶性维生素有维生素 A、D、K、E 等；水溶性维生素有维生素 B 族（B_1、B_2、烟酸和烟酸胺、B_6、泛酸、生物素、叶酸、B_{12} 等）和维生素 C 等。维生素大多不能在体内合成，或合成量甚微，在体内的储存量也很少，因此必须经常由食物供给。食品中维生素的检测方法按照溶解性质不同，大体上都具有不同的检测原理，主要依赖化学原理和常见分析仪器。

微生物检测法，依照的是维生素是细菌生长的必要条件这一基本规律，利用酪乳酸杆菌或其他维生素标志性生长敏感型微生物的生长繁殖与培养基中叶酸或其他维生素含量成正比的关系，通过分光光度计以光密度测定细菌增殖的量，间接计算出样品中叶酸（其他维生素）的含量。因此，微生物检测法也能够用于检测多种衍生物总和。而在国际上，对叶酸的检测方法也是通过微生物检测法进行确定的。

此外，电化学分析是根据溶液中物质的电化学性质与被测物质的化学或物理性质之间的关系，将被测定物质的浓度转化为一种电学参量进行定性和定量的仪器分析方法。电化学分析方法具有简便、快速、灵敏等优点，是维生素含量测定不可缺少的有力手段。

（五）食品中矿质元素生物检测技术

食品中需要进行分析的矿质元素，一般是针对能够引起人体危害的重金属污染。重金属在人体内能和蛋白质及各种酶发生强烈的相互作用，使它们失去活性；也可能在人体的某些器官中累积，如果超过人体所能承受的限度，会造成人体急性中毒、亚急性中毒、慢性中毒等危害。重金属检测方法常见的有紫外可见吸收光谱法、质谱法、色谱法、电化学分析法等。这些方法具有灵敏度高、操作简单、易携带等优点，可应用于在线实时检测。但这些新的快速检测方法，需要自制传感器，制备过程烦琐，对同一样品的检测结果的重现性不好。因此，在未来重金属检测技术的发展方向上，应该向仪器设备简便、检测灵敏度高且稳定性强、重现性好、检测成本低的方向发展，并且应该着重致力于连续在线监测技术的研究。

目前，中外最常用的是电化学检测法、光学检测法、生物学检测法等常规重金属离子检测方法，经过前期消解富集处理之后再进行重金属测量。为了提高检测灵敏度，科研人员研发多种元素富集方法，如电化学富集法、溶剂萃取法、螯合物法、离子交换法等。随着激光、纳米等技术的快速发展，新的重金属检测技术应运而生，如高光谱遥感技术、太赫兹时域光谱技术、纳米技术、共振光散射测量技术等。

第三节 生物检测技术对转基因食品和动物性食品兽药残留的检测

一、生物检测技术对转基因食品的检测

转基因食品定义是指利用基因工程技术改变基因组构成的动物、植物和微生物生产的食品和食品添加剂。转基因原料产量高，但其对人体的影响一直争议不断。转基因食品的安全也引起了社会关注，对转基因食品进行快速、高效的检测，是一个重要的研究和发展议题。目前对转基因食品的检测的方法主要有核酸检测方法、蛋白质检测法以及酶活性检测方法等，各种生物检测技术均展现了良好的应用前景。

（一）转基因食品概述

1. 转基因食品及其分类

转基因食品来源于转基因生物，转基因生物是一类利用基因工程手段改变基因组组成的生物体，而以转基因生物体为原料加工生产的食品就是转基因食品。我国禁止用作食品主要加工原料的转基因大豆、玉米等在本土商业化种植，全部依赖于进口。

植物类转基因食品是转基因食品的重要来源，主要有抗除草剂转基因植物[如转5-烯醇丙酮莽草酸-3-磷酸合酶（EPSPS）基因抗除草剂大豆]、抗虫转基因植物（如转 Bt 基因的抗虫玉米）、改善产品品质的基因植物（如改变淀粉组成和含量的大米、延熟保鲜的番茄等）三种类型。

转基因动物主要应用在医学治疗、疾病模型的构建、器官移植等方面，而用于食用的转基因动物主要是转生长素基因动物。21 世纪初，一种快速生长的三文鱼成为美国批准的全球第一种获准上市供人类食用的转基因动物。三文

鱼是西餐和日本料理的主要原料,不仅味道鲜美,而且富含有益心血管健康的 $\Omega-3$ 脂肪酸。转基因三文鱼之后,加拿大研发的高效利用磷而减少环境污染的"环境猪"、我国与韩国科学家合作研发的"超级肌肉猪"等转基因动物食品有望在不久的将来进入市场。

微生物类转基因食品指的不是转基因微生物,而是用转基因微生物加工而成的食品,典型代表是奶酪。利用转基因微生物在体外大量生产凝乳酶,用于美国超过 2/3 的奶酪生产,或由这类转基因微生物加工而成的面包、啤酒、酒精饮料均属于微生物类转基因食品。

此外,还有一类可以预防疾病的"疫苗食品"。目前越来越多的抗病基因正在被转入植物,使人们在品尝鲜果美味的同时,达到防病的目的。例如,我国正在研制的能够预防乙肝的西红柿。除了"疫苗食品"以外,我们利用转基因动植物作为生物反应器来生产的药用蛋白也属于这类特殊的转基因食品。目前我们利用动物反应器可以生产人血红蛋白、胰蛋白酶抑制因子、人乳蛋白等药物蛋白,对于疾病的治疗也发挥了巨大的功效。

2. 转基因食品的特点

转基因食品有较多的优点:可增加作物产量、降低生产成本,增强作物抗虫害和抗病毒等的能力,提高农产品耐贮性,缩短作物开发的时间,摆脱四季供应,打破物种界限,不断培植新物种、生产出有利于人类健康的食品。

转基因食品也有缺点:所谓的增产是不受环境影响的情况下得出的,如果遇到雨雪的自然灾害,也有可能减产更厉害。同时在栽培过程中,转基因作物可能演变为农田杂草;可能通过基因漂流影响其他物种;转基因食品可能会引起过敏等。

随着转基因作物种植面积的不断扩大,也产生了很多有争议性的问题,公众也开始越来越关注转基因的安全性。人们对于转基因的安全性问题主要集中在两个方面,一是转基因在环境中释放究竟会不会造成基因污染,从而对环境造成危害。虽然转基因食品从诞生之日起就已经在全球范围内经过了亿万人民的食用,进行了检测,没有可信的证据表明它对人体有害,但其潜在风险仍然需要长期监测才能做到极致科学论证会。

3. 转基因食品安全管理体系

为了加强对转基因生物的安全管理,也为了维护消费者的健康与权益,以及避免可能对生态环境构成的潜在威胁,国际上很多国家及地区都制定了相应的法律政策来对转基因产品进行监管。大部分国家和地区对于转基因食品的管理都进行分类和分级,制定剂量强制规定的同时,通过"强制性标识"方法对消费者采取充分保障知情权,并赋予消费者自主选择的权利。

(二) 常用的生物检测技术在转基因食品检测中的应用

转基因食品的监管和标识管理都依赖于转基因检测技术，由于转基因食品是通过将外源 DNA 转入目标生物，进而通过其表达的蛋白质进一步发挥生物功能而改良物种，其安全性既与特异性 DNA 相关，也与特定的蛋白质有关。因而转基因检测技术主要是基于外源 DNA 和外源蛋白质的检测，按检测目的来区分可分为定性、定量检测。

1. 检测外源 DNA 相关技术

基于核酸的检测方法主要是检测整合到转基因植物基因组上的特异性外源 DNA 片段。根据检测的目的序列不同可分为检测外源调控序列、外源基因序列、外源载体序列三类，而根据检测策略的层次不同可分为筛选检测、基因特异性检测、结构特异性检测、事件特异性检测。检测技术则主要依赖于核酸体外扩增技术，通过设计 DNA 探针与特异序列相互杂交而进行不同的改进，均属于生物检测技术的创新应用。

传统的 Southern 杂交是较早使用的方法，一般将转基因技术中通用的报告基因、抗性基因、启动子和终止子等特异性片段制成放射性或荧光标记的探针与待测产品 DNA 进行杂交，经放射自显影确定与探针互补的电泳条带的位置，就可很方便地判断待测样品是否为转基因产品。

普通 PCR 方法需针对特定基因片段设计特异性引物，在 PCR 仪中进行扩增，随后通过凝胶电泳并染色分析，快速、高效、廉价，但不适宜多目标分析。普通 PCR 单次反应只能检测特定靶序列，无法满足大量、快速的转基因产品检测需求。经过改进后的 PCR 扩增技术，也在转基因食品检测中得到创新使用。

基因芯片技术是以核酸杂交为基础发展的新技术，适用于高通量检测和自动化分析。以往的转基因检测中，主要是对单一目标进行检测，但该种检测方法在使用过程中存在着诸如检测耗时长、效率低下的问题，且无法准确地检测出食品中转基因成分。而基因芯片技术则可以利用探针阵列，对食品中是否含有转基因成分进行检测。同时，基因芯片还可以更加精准地检测出食品原料。

生物传感器技术是一种将生物所具有的特性和电子装置相结合的技术，其原理是将生物分子与生物分子之间相互作用产生的生物信号转换成机器装置能显示的信号。主要有等离子共振传感器（SPR）和基于石墨烯的电化学传感器，SPR 能通过检测折射率的变化来分析待测样品中的转基因成分。电化学传感器通过电化学工作站检测生物杂交反应电信号实现对样品中转基因成分的检测。

2. 检测外源 DNA 表达蛋白质相关技术

(1) ELISA 检测技术

利用抗原抗体结合原理对相应抗原或抗体进行检测的技术，根据底物在抗体链接酶的催化下是否显色来鉴定是否含有外源蛋白，可用来定性判断样品的外源蛋白，如果想进一步进行定量检测，则需要根据标准品构建标准曲线来确定样品中目的蛋白的含量。

(2) 双向电泳技术

依据蛋白质的物理化学性质对待测蛋白进行分离，并结合质谱（MS）分析，可高分辨率、高灵敏地展示转基因作物中蛋白质组与普通作物蛋白质组的差异，以此来鉴定是否含有转基因成分。

(3) Western 杂交方法

在蛋白质进行凝胶电泳分离的基础上，通过转膜、特异性抗原抗体杂交来对目的蛋白进行检测。根据最后的杂交曝光结果，判断被测样品中是否含有目的蛋白。虽然 Western blot 技术操作较为烦琐，也无法满足快速高效检测需求，但其可以有效地检测转基因产品中的不可溶蛋白，该操作方法过程比较烦琐且价格高，一般不适用高通量的样品检测。

(4) 试纸条法

将特异的抗体与显色试剂偶联并掺入到试纸条上，在试纸条上发生抗原抗体结合反应，通过检测条带的有无判断是否含有目的蛋白，整个操作简单快捷，适用于现场检验或初筛。现已针对不同转基因植物中特异表达的外源蛋白，开发出大量特异的免疫层析试纸条。

(5) PCR－ELISA 方法

PCR－ELISA 是一种将 PCR 与 ELISA 相结合的方法，它通过以地高辛标记的特异性探针在一定条件下对 PCR 产物进行杂交，再使用抗地高辛抗体作一抗与用 AP 标记的二抗建立起 ELISA 反应，其既可以适用于定性检测又可进行半定量分析。

二、生物检测技术对动物性食品兽药残留的检测

(一) 动物性食品中兽药污染的特征

动物性食品，是指以畜禽、水产及其人工驯养繁殖生产的一些野生动物等为原料，将其进行人工处理后，可直接或稍加处理即可食用的产品。动物性食品营养丰富易于获取，自古以来就是备受人们青睐的食物来源。动物性食物作为一大类食物，主要为人体提供蛋白质、脂肪、矿物质、维生素 A 和 B 族维生素。它包括畜禽肉、蛋类、水产品、奶及其制品等，它们之间的营养价值相差较大，只是在给人体提供蛋白质方面十分接近。

1. 动物性食品中的兽药污染来源及主要种类

随着畜牧业的广泛和商品化，兽药和饲料的添加剂在畜牧生产中得到了广泛的应用，降低了动物的死亡率，缩短了畜牧业的周期，促进了畜产品的生长和畜牧产品的壮大，以及发展畜牧业。然而，兽医学也是一把双刃剑。一些生产经营者为了利润最大化，不顾国家法律法规，滥用或误用违禁兽药、违禁药品，有的甚至直接向牲畜大量添加兽药，以及增加产量。但是增加因食用动物性食物会引起疾病的风险。

对人体影响较大的兽药及药物添加剂主要有抗生素类（青霉素类、四环素类、大环内脂类、氯霉素类等），合成抗菌素类（呋喃唑酮、乙醇、恩诺沙星等），激素类（乙烯雌酚、雌二醇、丙酸睾丸酮等），肾上腺皮质激素，β－兴奋剂，安定类，杀虫剂类等。

动物性食品里的残留主要来源于三方面：一是饲养过程，为了预防和治疗畜禽疾病以及减少死亡数量而使用兽药，其残留量受到给药方式、给药时间等影响，且与动物种类有关；二是饲料，目前饲料中添加药物主要抗生素、生长促进剂、镇静剂等，饲料添加物的主要作用是均衡营养吸收，促进动物生长；三是随着人类生活生产和环境中外源性化学物质的增多污染物质会在动物生产及产品加工、包装、贮存和运输环节中直接或通过食物链间接进入动物性食品中，成为动物性食品又一个重要的污染源。

2. 兽药残留污染的危害

兽药残留对人民身体健康的威胁。动物性食品中的药物残留对人体健康会产生重要影响主要表现为变态反应与过敏反应细菌耐药性、致畸作用、致突变作用和致癌作用，以及激素样作用等多方面。而这些残留物质还有可能通过生命的传递直接影响到我们后代的生命健康。

兽药残留对生态环境具有潜在危害。作为饲料添加剂或抗生素喂食动物的兽药，经动物代谢后大部分以原药或代谢物的形式经动物的粪便和尿液的形式排出体外，进入到生态环境，对土壤、水体等生态环境产生不良影响，并通过食物链对生态环境产生毒害作用，影响环境中动植物和微生物的生命活动，最终影响人类的健康，其后果不容忽视。由于大量抗生素和化学药品的使用，环境中兽药的种类也呈现出不断增加的趋势。

3. 检测兽药残留的意义

随着社会的发展，畜牧业越来越现代化、集约化和规模化。兽药的使用可以降低发病率与死亡率、提高饲料利用率、促生长和改善产品品质，已成为现代畜牧业不可缺少的物质基础。但是，由于科学知识的缺乏和经济利益的驱使，滥用兽药和超标使用兽药的现象普遍存在，其后果不堪设想。

因此必须对动物性食品进行兽药残留和有害物质的检测，重点强化药物残留和含有违禁药物的动物源性食品的检测，认真执行动物性食品中兽药最高残留限量标准，防止动物性食品中兽药残留含量和违禁药物及有害物质，从而对有害的畜产品进行无害化处理，有效防止问题畜产品进入流通市场各环节，有利于消除食品安全隐患，净化食品市场。

（二）生物检测技术检测食品中兽药残留

动物性食品中的兽药残留因为使用的对象、环境、目标等不同而具有不同的种类，也为食品安全管理的相关标准检测带来了一定的困难。大体上来说，考虑养殖以及加工食品的利益最大化，常见的兽药多为一些小分子的化合物，故而其适宜的生物检测技术种类和原理也有一定的相似性，应用和研究较多的种类主要是微生物检测、ELISA 和生物传感器等。考虑书中内容的代表性、系统性、可读性，此处选择动物性食品中常见的 β－内酰胺类抗生素为例进行相关生物检测技术应用和发展的阐述。β－内酰胺类抗生素是指化学结构中具有 β－内酰胺环的一大类抗生素，是现有抗生素中使用最广泛的一类，其中包括青霉素及其衍生物、头孢菌素、单酰胺环类、碳青霉烯类和青霉烯类酶抑制剂等，由于其广谱、高效、低毒而在畜牧业中广泛使用。

1. 微生物检测法

抗生素的微生物检测法又称细菌抑菌试验法，其原理是根据抗生素对微生物的生理机能、代谢的抑制作用，来定性或定量确定样品中抗微生物药物的残留，如纸片法（PD）、TTC 法、杯碟法等，不同受试微生物种类对检测的灵敏性有影响。纸片法检测过程中，是以一定量的溴甲酚紫作为指示剂加入培养基内，若被检样品中含有抗生素，因其具有的抑菌作用会使纸片周围形成一个清晰的浅蓝色抑菌圈，以抑菌圈大小可判断抑菌物质的种类及浓度，一般该法最低检出限可达到 $0.5\mu g/mL$，可用于实际奶样的检测，一般可在 4h 内获得结果。TTC 法是作为国家标准的方法，以嗜热链球菌作为指示菌种，当含有抗生素的牛乳加入菌种培养基中，菌种不增殖，TTC 指示剂不发生还原反应，仍呈无色状态；而当样品中无抗生素存在时，嗜热链球菌则迅速生长繁殖，在新陈代谢过程中产生氢，使无色的氧化型 TTC 还原成红色的还原型 TTC，样品则染成红色。

2. ELISA

酶联免疫吸附试验（ELISA）依赖于所用抗体和检测目标之间免疫反应的特异性以及用于检测信号的标记分子催化反应特性，一般具有较好的检测性能，但对抗体的制备和性能稳定性要求较高。直接法、间接竞争法等检测策略也能影响检测的结果。姜侃等[1]曾应用氨苯青霉素（Amp）抗体，通过人工方法制备了 Amp 和 HRP 的结合物（Amp-HRP），进而建立了直接 ELISA 竞争法，用于检测 Amp 的残留，确定了检出限，并对其检测条件进行了优化。

源于肺炎链球菌的青霉素结合蛋白（PBP2x）与青霉素类抗生素具有高度的亲和力，这与关于青霉素类抗生素的抑菌机理深入研究有关，并且关系青霉素敏感的革兰氏阳性菌生长特征，可用于开发特异性强的检测方法。根据这一发现，李铁柱等[2]利用该类蛋白建立了受体分析结合酶标记法检测牛奶中头孢呋辛残留的新方法，即以 PBP 2x 作为受体包被于微孔板上，加入待测的牛乳样品，若样品中含有 β-内酰胺类抗生素，便可与 PBP 2x 的青霉素结合位点相结合，从而使小分子的半抗原结合生成完全抗原，然后再加入相应抗体与之结合，最后利用经 HRP 标记后的二抗（羊抗鼠 IgG）来检测此抗原-抗体复合物，以间接竞争 ELISA 法为主。

综上所述，各种 ELISA 因其特异性强、目标适用性好而广泛用于兽药残留检测。提高抗体、半抗原类生物试剂的使用量以及稳定性，增强多目标、多通量分析能力，改善检测器重复使用性等是该方法研究的主要方向。

---

[1] 姜侃，陈宇鹏，金燕飞，等．应用酶联免疫法快速检测乳品中内酰胺类抗生素残留 [J]．中国乳品工业，2010，38（1）：51-54．

[2] 李铁柱，孙永海，郗伟东．受体分析结合酶联免疫检测牛乳中的头孢呋辛残留 [J]．高等学校化学学报，2008，29（3）：473-476．

参考文献

[1] 林凌. 生物医学信号检测与处理技术 [M]. 天津：南开大学出版社，2023.12.

[2] 白艳红，杜娟，季宝成. 动物源食品中食源性致病菌及兽药多残留快速检测技术研究 [M]. 北京：中国纺织出版社，2023.11.

[3] 周宏霞，裴春敏. 农副食品检验检测与农业育种技术 [M]. 长春：吉林科学技术出版社，2023.10.

[4] 陈鹏，吴海臣. 化学生物学前沿 [M]. 上海：华东理工大学出版社，2023.08.

[5] 赵建英. 食品安全检测技术 [M]. 北京：中国商业出版社，2023.06.

[6] 向双云，周珍辉. 动物微生物检测技术图谱 [M]. 北京：中国农业大学出版社，2023.06.

[7] 游玲. 生物工程基础实验 [M]. 北京：中国轻工业出版社，2023.02.

[8] 王松梅. 细胞与分子生物学实验方法详解 [M]. 上海：复旦大学出版社，2023.02.

[9] 舒在习. 稻谷储藏与品质检测技术 [M]. 武汉：湖北科学技术出版社，2022.12.

[10] 李新伟，王晓静. 病原生物与免疫学 [M]. 天津：天津科学技术出版社，2022.11.

[11] 张力伟. 食品检测与质量控制研究 [M]. 长春：吉林科学技术出版社，2022.09.

[12] 王明华. 生物检测技术在食品检验中的应用研究 [M]. 北京：中华工商联合出版社，2022.07.

[13] 王棵. 单细胞力学电学特性检测与微流控技术 [M]. 北京：北京邮电大学出版社，2022.06.

[14] 林华影，马万征. 检验检测技术与生态保护 [M]. 长春：吉林科学

技术出版社，2022.05.

[15] 许岩丽. 人唾液中疲劳相关生物标志物筛选与评价研究［M］. 北京：中国协和医科大学出版社，2022.04.

[16] 李晓非，杨永锐，吕松琴. 结核病实验室诊断技术与临床应用［M］. 长春：吉林科学技术出版社，2022.04.

[17] 张峰，于克学. 食品生物化学实验［M］. 北京：中国轻工业出版社，2022.03.

[18] 李时鑫，赵贺春. 化学仪器计量检测与实验室管理［M］. 延吉：延边大学出版社，2022.03.

[19] 张华，张丽华. 食品科学概论第2版［M］. 北京：中国纺织出版社，2022.03.

[20] 杨元娟. 生物药物检测技术［M］. 北京：中国医药科技出版社，2021.08.

[21] 韩瑞，张红艳. 临床生物化学检验技术［M］. 武汉：华中科技大学出版社，2021.06.

[22] 纪兆华. 差异表达基因检测数据分析研究［M］. 北京：北京理工大学出版社，2021.05.

[23] 秦洪浪，郭俊杰. 传感器与智能检测技术微课视频版［M］. 北京：机械工业出版社，2021.05.

[24] 邵颖，董玉玮. 生物化学实验［M］. 北京：中国纺织出版社，2021.04.

[25] 张日欣. 生物医学传感检测与仪器设计实验指导［M］. 武汉：华中科技大学出版社，2021.04.

[26] 徐德刚，钟凯. 光学太赫兹辐射源及其生物医学应用［M］. 上海：华东理工大学出版社，2021.04.

[27] 黎志东，徐纪茹. 生物安全概述［M］. 西安：西北大学出版社，2021.04.

[28] 方维明，尹永祺. 食品生物技术［M］. 北京：中国纺织出版社，2021.04.

[29] 魏强华. 食品生物化学与应用第2版［M］. 重庆：重庆大学出版社，2021.03.

[30] 王娜. 饮用水检测与处理技术［M］. 北京：中国农业大学出版社，2021.02.

[31] 詹勇华. 生物偶联技术原理与应用［M］. 西安：西安电子科学技术

大学出版社，2021.01.

［32］牛红云. 食品微生物检测技术［M］. 北京：中国轻工业出版社，2021.01.

［33］王亚东. 生物信息学数据分析与实践［M］. 哈尔滨：哈尔滨工业大学出版社，2021.01.

［34］邹小波，赵杰文，陈颖. 现代食品检测技术第 3 版［M］. 北京：中国轻工业出版社，2021.01.